国家重点研发计划"公共安全风险防控与应急技术装备"
重点专项"新冠肺炎恢复期中医药干预的临床评价研究"
（项目编号：2020YFC0845000）支持

历代疫病

中医防治试效方

朱向东

张伟 主编

中国中医药出版社
·北京·

图书在版编目（CIP）数据

历代疫病中医防治试效方 / 朱向东，张伟主编 . --
北京：中国中医药出版社，2020.4（2023.7 重印）
ISBN 978 – 7 – 5132 – 6145 – 6

Ⅰ.①历… Ⅱ.①朱…②张… Ⅲ.①瘟疫—验方—
汇编—中国 Ⅳ.① R254.3

中国版本图书馆 CIP 数据核字（2020）第 031543 号

中国中医药出版社出版
北京经济技术开发区科创十三街 31 号院二区 8 号楼
邮政编码 100176
传真 010-64405721
三河市同力彩印有限公司印刷
各地新华书店经销

开本 880×1230 1/32 印张 7.25 字数 143 千字
2020 年 4 月第 1 版 2023 年 7 月第 3 次印刷
书号 ISBN 978 – 7 – 5132 – 6145 – 6

定价 35.00 元
网址 www.cptcm.com

服务热线 010-64405510
购书热线 010-89535836
维权打假 010-64405753

微信服务号 **zgzyycbs**
微商城网址 **https：//kdt.im/LIdUGr**
官方微博 **http：//e.weibo.com/cptcm**
天猫旗舰店网址 **https：//zgzyycbs.tmall.com**

《历代疫病中医防治试效方》
编委会

前　言

　　2019 年 12 月底湖北省武汉市发现多起病毒性肺炎病例，2020 年 1 月 7 日检出一种新型冠状病毒。2 月 8 日国家卫生健康委将该新型冠状病毒感染的肺炎命名为"新型冠状病毒肺炎"（简称新冠肺炎，novel coronavirus pneumonia，NCP），WHO 命名为 COVID–19。截至 2020 年 3 月 13 日，我国累计报告确诊病例 81003 例，累计治愈病例 64251 例，累计死亡病例 3181 例。COVID–19 已波及全球 110 余个国家和地区。2020 年 2 月 28 日，WHO 将包括中国在内的地区及全球新冠肺炎的风险级别均提升至最高级别——"非常高"。

　　中国五千年的历史长河中，瘟疫暴发数以千次。在中华民族的抗疫史上，中医药为保障人民生命健康做出了突出贡献，积累了丰富而宝贵的经验。东汉·张仲景在《伤寒论·序》中言："余宗族素多，向余二百。建安纪年以来，犹未十稔，其死亡者，三分有二，伤寒十居其七。"明·吴有性久居江南，期间连发瘟疫，其记载："一巷百余家，无一家仅免，一门数十口，无一仅存者。"清《抚州府志》卷 84 记载："顺治四年（1647）夏秋，江西抚州大疫，尸相枕籍，死数万人。"还有"宣统二年（1910），东北大鼠疫，死亡六万余人"。冰冷的数字背后，是一个个鲜活的生命。面对无情的疫病，古代医家感伤天横，勤求古训，身先士卒，一心赴救。汉有张仲景撰《伤寒杂病论》为后世立法，明有吴有性创《温疫论》继承以创新，清有叶桂立《温热论》开温病之门径，均是中医治疗疫病之脊梁。历代医家为治疫病创立了许多疗效卓著的名方、经典方，如金·李杲之普济消毒饮，金·刘完素之防风通圣散，明·龚廷贤之神效清震汤，明·张景岳之正柴胡饮，清·叶桂之栀豉合凉膈方等，均是防治疫病的瑰宝。

"辨证论治，一人一方"是中医个体化精准治疗的显著优势。但当疫病大规模暴发，仍采用"辨证论治，一人一方"进行救治是不现实的。纵观历史，古代医家面对大规模疫情暴发，针对疫病"症状相似、染之即病、病机类同"的特点，创制了大量普济效方，采用大锅煎药、分发服用等办法有效应对疫情。因此，深入挖掘历代抗疫通治方，突出辨病论治，对于防治规模化疫病具有十分重要的意义。

基于此，我们编写了《历代疫病中医防治试效方》一书。本书筛选整理了56个历代抗疫方剂，按照朝代排序，每方分立方背景、药物组成、配伍分析、主治疫病、临床其他应用五个方面进行论述。其中主治疫病方面重点突出该方剂对于疫病的防治应用，临床其他应用，总结该方除疫病治疗外的拓展应用及推荐应用。撰写过程中，重视原文所述，以尊重原方本来的面貌，并做适当阐释。本书力求让读者对防疫通治方在历代及当代的运用有更为深刻的认识，也希望从历代防治疫病的有效通治方中，挖掘适合群体化治疗的辨病通治方，为防治突发疫病提供有益参考。

根据考证，书中剂量做了如下换算（取整）：汉代 1 斤 = 220g，1 两 = 14g。晋代 1 斤 = 220g，1 两 = 14g，1 分 = 3g。唐代 1 斤 = 220g，1 两 = 14g，1 分 = 3g，1 钱 = 1g。宋金元时期 1 斤 = 16 两 = 640g，1 两 = 10 钱 = 40g，1 钱 = 4g，1 分 = 0.4g。明代 1 两 = 37g，1 钱 = 4g，1 分 = 0.4g。清代 1 斤 = 600g，1 两 = 37g，1 钱 = 4g，1 分 = 0.4g。

限于时间和水平，书中错误和不足之处在所难免，恳请同仁批评指正，以便再版时修改！

编著者

2020 年 2 月 19 日

目　录

汉代疫病防治方

  中国先民对疫病的认识可以追溯到殷商时期，在出土的商代青铜器上就有洒扫人的象形铭文——"子洒扫"，敦煌石窟中亦有"殷人熏火防疫图"，可见殷商时期先民们已经认识到通过清洁环境、火燎烟熏等方法可以达到预防疫病的目的。据《周礼》记载，周朝已设有清洁卫生与除害防疫的专职官员。《素问·六元正纪大论》明确记载了："气乃大温，草木乃荣，民乃病，温病乃作。""病大至，民善暴死。""其病温病大行，远近咸若。"对疫病已经有了基本的认识。而东汉·曹植《说疫气》中记载："建安二十二年（217年，汉献帝时期），疠气流行。家家有僵尸之痛，室室有号泣之哀，或阖门而殪，或覆族而丧，或以为疫者。"可见疫病流行之悲惨。东汉·张仲景在《伤寒论·序》中言："余宗族素多，向余二百。建安纪年以来，犹未十稔，其死亡者，三分有二，伤寒十居其七。"该书以伤寒命名，首创对疫病的系统治疗，后世的《温疫论》《温热论》等疫病专书多宗该书。

麻黄升麻汤

【立方背景】

麻黄升麻汤出自东汉·张仲景（2世纪中叶到3世纪）《伤寒论·辨厥阴病脉证并治第十二》。原文记载："伤寒六七日，大下后，寸脉沉而迟，手足厥逆，下部脉不至，咽喉不利，唾脓血，泄利不止者，为难治，麻黄升麻汤主之。"

【药物组成和用法】

组成：麻黄（去节）二两半（35g），升麻一两六铢（17g），当归一两六铢（17g），知母十八铢（10g），黄芩十八铢（10g），葳蕤（一作菖蒲）十八铢（10g），芍药六铢（3g），天门冬（去心）六铢（3g），桂枝（去皮）六铢（3g），茯苓六铢（3g），炙甘草六铢（3g），石膏（碎，绵裹）六铢（3g），白术六铢（3g），干姜六铢（3g）。

用法：上十四味，以水一斗，先煮麻黄一两沸，去上沫，内诸药，煮取三升，去滓，分温三服，相去如炊三斗米顷，令尽，汗出愈。现代水煎服或颗粒冲服。

【配伍分析】

成无己《注解伤寒论》按：《玉函》曰：大热之气，寒以取之；甚热之气，以汗发之。麻黄、升麻之甘，以发浮热；正气虚者，以辛润之，当归、桂、姜之辛以散寒；上热者，以苦泄之，知母、黄芩之苦，凉心去热；津液少者，以甘润之，茯苓、白术之甘，缓脾生津；肺燥气热，以酸收之，以甘缓之，芍药之酸，以敛逆气，葳蕤、天门冬、石膏、甘草之甘，润肺除热。

尤在泾《伤寒贯珠集》按：方用麻黄、升麻，所以引阳气发阳邪也，而得当归、知母、葳蕤、天冬之润，则肺气已滋，而不蒙其发越之害矣。桂枝、干姜，所以通脉止厥也，而得黄芩、石膏之寒，则中气已和，而不被其燥热之烈矣。其芍药、甘草、茯苓、白术，则不特止其泄利，抑以安中益气，以为通上下和阴阳之用耳。

吴谦《医宗金鉴》按：升麻、葳蕤、黄芩、石膏、知母、天冬，乃升举走上清热之品，用以避下寒，且以滋上也；麻黄、桂枝、干姜、当归、白芍、白术、茯苓、甘草，乃辛甘走外温散之品，用以远上热，且以和内也。分温三服，令尽，汗出愈，其意在缓而正不伤，彻邪而尽除也。脉虽寸脉沉迟、尺脉不至，症虽手足厥逆、下利不止，究之原非纯阴寒邪，故兼咽喉痛、唾脓血之症，是寒热混淆、阴阳错杂之病，皆因大下夺中所变。故仲景用此汤，以祛邪为主，邪去而正自安也。

作者按：方中重用麻黄发越郁阳，升麻升达阳气，为治咽喉肿痛之要药也，与麻黄相伍，使郁阳得以升散。当归、芍药养肝阴补肝血，知母、石膏、黄芩、葳蕤、天门冬以清热除烦，干姜温中散寒。白术、茯苓健脾益气。桂枝温补阳气。炙甘草补中益气，调和诸药。标本兼治，本方药味多，剂量小，寒热并用，攻补兼施，重在宣发郁阳，扶正达邪。本方为误治津伤正虚甚，治疗邪在半表半里阴证之剂。

【主治疫病】

该方无主治疫病。凡属疫病处于表邪未解、正气亏虚之半表半里阴证均可辨证使用。

【临床其他应用】

临床上可运用于腮腺癌术后、肺结核、慢性肠炎、植物神经功能紊乱、老年性口腔炎、支气管扩张、肺脓肿、更年期综合征、慢性肺源性心脏病所致心衰、原发性肝癌 TACE 术后、痤疮、慢性支气管炎、自发性气胸、结核性腹膜炎、重症肺炎等寒热虚实错杂性疾病的治疗。

参考文献

[1] 张海宇，林家冉，刘文科.仝小林教授运用麻黄升麻汤临床思路总结及验案举隅 [J]. 时珍国医国药，2019，30（10）：2505–2507.

[2] 张仲景.伤寒杂病论 [M]. 北京：中医古籍出版社，2012.

[3] 吴如飞.麻黄升麻汤加减治疗慢性肺源性心脏病心衰 20 例 [J]. 浙江中医杂志，2012，47（9）：677.

[4] 李灿，周晓玲，陈峭，等.麻黄升麻汤治疗原发性肝癌 TACE 术后患者的疗效观察 [J]. 时珍国医国药，2018，29（1）：114–116.

[5] 姜冬云，李建才，徐姗姗.运用仲景麻黄升麻汤病机心法治疗痤疮临证心得述要 [J]. 光明中医，2013，8（3）：456–457.

[6] 刘光西，庞兆荣.王灿勋应用麻黄升麻汤经验 [J]. 山东中医杂志，1994，13（12）：555–556.

[7] 齐文升.中医治重症肺炎首重痰热 [N]. 中国中医药报，2013–11–07（004）.

薯蓣丸

【立方背景】

薯蓣丸出自东汉·张仲景《金匮要略·血痹虚劳病脉证并治第六》。原文记载："虚劳诸不足，风气百疾，薯蓣丸主之。"

【药物组成和用法】

组成：薯蓣三十分（90g），当归、桂枝、曲（即神曲）、干地黄、大豆黄卷各十分（30g），甘草二十八分（84g），人参七分（21g），川芎、芍药、白术、麦门冬、杏仁各六分（18g），柴胡、桔梗、茯苓各五分（15g），阿胶七分（21g），干姜三分（9g），白蔹二分（6g），防风六分（18g），大枣百枚（274g）。

用法：上二十一味，末之，炼蜜和丸，如弹子大。空腹酒服一丸，一百丸为剂。现代水煎服，或颗粒冲服。

【配伍分析】

胡希恕按：虚劳的人因为体弱，容易招受外感，所以风气百疾，就是时有寒热。该方理中健胃、滋阴补血、解热祛寒。其中薯蓣就是山药，味甘，属健胃药。人参、白术、干姜、甘草为理中汤，加健脾利水之茯苓，以应"胃喜燥不喜湿"之性，更建胃建中。当归、川芎、地黄、芍药组为四物汤，又加麦门冬、阿胶，功善滋阴补血调血，以上诸药补虚劳不足。桂枝、防风、神曲、大豆黄卷、柴胡、桔梗、杏仁、白蔹以治表证，治时而寒热。

作者按：薯蓣丸是《伤寒论》扶正祛邪的代表方。其病机核心为虚劳诸不足，即气血、阴阳、脏腑均虚损，而致外邪侵袭。方中重用薯蓣，既"补虚羸，补中益气，长肌肉，强阴"，又"除寒热邪气"；重用甘草、大枣培补中土，三者共为君药，脾胃得运，则化生有源。人参、白术、干姜、甘草、茯苓，既为理中，又为四君，既健脾益气，又助阳补虚，"阴得阳升，而泉源不竭"。当归、川芎、地黄、芍药之四物汤调血养血，与麦冬、阿胶、薯蓣、大枣相合更增补阴补血之力。桂枝、柴胡、防风三药合用，既散太阳、少阳、阳明之风，又散内外之邪气，桔梗引药外出，共用祛邪。白蔹微寒清热解毒、杏仁微温降气平喘，一寒一温，共去寒热之邪。且以柴胡、桔梗之升，配伍白蔹、杏仁之降，一升一降，使气机得以恢复，则无气立孤危之险。而脾胃气弱，易食积不化，则以神曲、豆黄卷，入脾胃化湿消食。诸药合用，既大补气血阴阳，又散寒热之邪，升降出入重新得司，则神机得运，气立得倚，标本兼治。

【主治疫病】

该方无主治疫病。凡疫病、重病之恢复期皆可用之，以防复发。

【临床其他应用】

现代临床常用于治疗胃癌、乳腺癌、肺癌等癌症晚期，阿尔茨海默病、慢性肾功能衰竭等虚实夹杂性疾病亦可应用。

参考文献

[1]　胡希恕. 胡希恕金匮要略讲座 [M]. 北京：学苑出版社，2008.

[2]　陶弘景. 名医别录 [M]. 北京：人民卫生出版社，1986.

[3]　张春梅，曾柏荣. 薯蓣丸治疗晚期胃癌恶病质 24 例临床观察 [J]. 湖南中医杂志，2019，35（10）：49–51.

[4]　朱颖，邢玉庆，高宏，等. 薯蓣丸对晚期乳腺癌化疗患者焦虑、抑郁情绪的影响研究 [J]. 肿瘤药学，2018，8（6）：939–942+959.

[5]　苗婷婷. 黄煌运用薯蓣丸治疗化疗后肺癌的临床经验 [J]. 南京中医药大学学报，2016，32（2）：198–200.

[6]　谢文婷，谭子虎，陈延，等. 加减薯蓣丸治疗轻、中度阿尔茨海默病的临床观察 [J]. 中国实验方剂学杂志，2018，24（21）：176–181.

[7]　雷根平，缪峰，杨晓航，等. 加味薯蓣丸对慢性肾功能衰竭患者肾功能的影响 [J]. 陕西中医，2014，35（9）：1118–1119.

晋代疫病防治方

　　有晋一朝（包括西晋、东晋，266—420），共发生大小瘟疫57次（《中国古代疫病流行年表》），西晋为大一统王朝，至东晋群雄并起，战乱频仍，这也使得医学家进一步了解瘟疫，如葛洪提出"疠气兼夹鬼毒相注名为温病"，已经认识到温病发病原因的特殊性，并且认识到疫病可以"死后复注易傍人，乃至灭门"，又创制了许多防治疫病的方剂，《肘后备急方》中有"治瘴气疫疠温毒诸方"一节，载方二十余首，其中主要为预防用方，剂型及使用方法丰富多样，剂型包括了丸剂、散剂、膏剂、酒剂等，使用方法有口服、涂抹、摩身、佩戴、熏烧等方法。

辟温病粉身方

【立方背景】

辟温病粉身方出自东晋·葛洪（284—364）《肘后备急方》，原文记载："姚大夫，辟温病粉身方。芎，白芷，本，三物等分。下筛，纳粉中，以涂粉于身，大良。"

【药物组成和用法】

组成：川芎、白芷、藁本等分。（原书未记载明确剂量）

用法：下筛，纳粉中，以涂粉于身。现代打散外用（涂抹、摩身）、佩戴香囊等。

【配伍分析】

古籍未见相关配伍分析。

作者按：方中三味药味均辛，温。川芎、藁本、白芷同属祛风散寒药，诸药合用，具有辟温散寒之效。

【主治疫病】

辟温病。

【临床其他应用】

笔者所查，近人无使用辟温病粉身方治疗流行性疾病者。

【扩展阅读】

此方在唐·孙思邈《备急千金要方·卷九伤寒方上·辟温第二》

记载："粉身散，辟温病常用方。川芎、白芷、藁本各等分，上三味治下，筛，纳米粉中以粉身。断温疫转相染着，乃至灭门延及外人，无敢视者方：赤小豆、鬼箭羽、鬼臼、雄黄各二两，上四味末之，以蜜和，服如小豆一丸，可与病患同床无妨。"后于唐·王焘著《外台秘要·卷四》中加入苍术、零陵香，原文记载："赤小豆、鬼箭羽、鬼臼、雄黄各三两，上四味，捣末，以蜜和丸如小豆大。服一丸，可与病患同床。又辟温粉，川芎、苍术、白芷、藁本、零陵香各等分，上五味，捣筛为散，和米粉粉身。若欲多时，加药增粉用之。（又出第十卷中）"再写于唐·王冰《元和纪用经》，剂量写为："粉肌散，川芎一两，白芷二两，藁本（去土）二两，米粉四两。"

参考文献

[1]　葛洪.肘后备急方[M].北京：人民卫生出版社，1963.

唐代疫病防治方

唐（618—907），享国 289 年，共发生大小瘟疫 42 次（《中国古代疫病流行年表》）。唐代是继隋朝之后的大一统中原王朝，是当时世界上最强盛的国家之一，医学得以空前发展。唐初，唐玄宗组织编撰《广济方》，曾"亲制广济方颁示天下"。《备急千金要方》与《千金翼方》是唐代孙思邈所著，其中犀角地黄汤"治伤寒及温病，应发汗而不发汗之，内蓄血者，及鼻衄吐血不尽，内余瘀血，面黄，大便黑，消瘀血方"，为后世治疗疫病所常用，至今仍是凉血散血的代表方剂。《外台秘要》为唐代王焘所著，书中记载了天行病、温病、疟病、霍乱的诊治，收载了防治疫病相关的方剂数十首。但是从先秦至唐，这一时期并没有形成完善的疫病学体系，仍处于积累阶段。

解肌汤

【立方背景】

解肌汤出自唐·孙思邈（541—682）《备急千金要方·卷三十》。原文记载："治伤寒温病方。"

【药物组成和用法】

组成：葛根四两（56g），麻黄一两（14g），黄芩、芍药、甘草各二两（28g），大枣十二枚（33g）。

用法：上六味，咬咀，以水一斗煮取三升，饮一升，日三服。三四日不解，脉浮者，宜重服发汗。脉沉实者，宜以驶豉丸下之。《延年秘录》有桂心一两（14g）。

【配伍分析】

古籍未见相关配伍分析。

作者按：原书所载主治简略，未见症状描述。宋·庞安时《伤寒总病论·卷五》载葛根芍药汤，主治小儿伤寒发热，自汗多啼，该方由葛根、芍药、甘草、黄芩、桂枝组成，即解肌汤去麻黄更桂枝而成。明·万全所撰《万氏家传保命歌括·卷二》中记载："葛根解热汤，主治疫疠，发热而渴，不恶寒。"其组方为葛根、桂枝、甘草、芍药、麻黄、生姜、大枣、黄芩，为解肌汤加桂枝、生姜而成。可见葛根、芍药、黄芩三药为固定组方，其中葛根升津液，善解肌为君，属阳明之药；黄芩为清热燥湿要药，尤善治中上焦之湿热，且长于清泻半表半里之热邪，属少阳之药；芍药生津养液，缓急止痛为佐，属调荣气之药，三药合用，若无汗可与太阳之药麻黄配伍，发汗解表。且芍药、甘草配伍生津养液、缓急止痛；麻黄、甘草配伍解表行水，治水湿有表邪者；生姜、大枣、甘草健脾和胃，调和诸药。诸药合用，共奏发汗解表、升津解肌之功。

【主治疫病】

1.**伤寒**。伤寒为伤寒杆菌造成，临床表现为发热，常伴有全身不适，乏力，食欲减退，咽痛与咳嗽等。

2.**温病**。温病是指感受温邪所引起的一类外感急性热病的总称，包括风温、春温、暑温、湿温、伏暑、秋燥、温毒等。

【临床其他应用】

凡疫病之早期，属太阳、阳明、少阳者，症见发热而渴，不恶寒，皆可用之。

参考文献

[1] 孙思邈.备急千金要方[M].北京：人民卫生出版社，1959.

宋金元时期疫病防治方

宋金元时期（960—1368），共发生大小瘟疫201次（《中国古代疫病流行年表》），宋朝各医家对疫病的认识，在继承《伤寒论》《诸病源候论》《千金方》等的基础上，有了进一步发展，重点为对阴证的认识，这也影响了有宋一朝用药的特色——偏于温燥。如韩祗和创制一系列治阴证方剂，如温中汤、厚朴丸等；庞安时综合运气和乖气认识疫病，指出发病与四时气候、地域环境关系密切，并进一步发展了"寒毒致温"学说；朱肱对阴毒阳毒进行辨别，阐述阴毒病机，进一步发展了阴毒治法，在庞氏附子散、硫黄散、返阴丹、阴毒甘草汤的基础上，进一步创制了白术散、正阳散、霹雳散、火焰散等方剂。此时期，运气学说颇受重视，刘温舒撰《素问入式运气论奥》，《圣济总录》首列"运气"二卷，详列六十年运气情况及所主疾病。陈无择《三因极一病证方论》创制运气方治疗各年疾病。此外还编制了许多方书，多列有疫病治疗方剂。

进入金元时期，刘完素从火热立论，认为"六气皆可化火"，突破"今夫热病者，皆伤寒之类也"的旧说，大倡火热之论，以寒凉药治疫病，创制了双解散、天水散、防风通圣散等方剂。李杲倡导脾胃学说，认为内伤脾胃是发生疫病的重要原因，而非唯一原因，提出甘温除热、升阳散火治疫病，如普济消毒饮治大头瘟。王好古进一步论述阴证学说，在前人基础上，创制神术散、黄芪汤、调中汤等治疗阴证方剂。

综观宋金元时期，既有主于寒凉而用药温燥的时期，亦有主于火热而用药寒凉的时期，代表了不同时期对疫病的认识，这也提示我们对疫病的治疗首先要辨清寒热，圣散子的使用即是最好例证。

圣散子

【立方背景】

圣散子出自《苏沈良方》，该书为北宋·沈括（1031—1095）所撰《良方》与苏轼（1037—1101）所撰《苏学士方》两书的合编本。《苏沈良方·论圣散子》载："自古论伤寒为急，表里虚实，日数证候。应汗应下之类，差之毫厘。辄至不救，而用圣散子者。一切不问阴阳二感，或男子女人相易，状至危笃，速饮数剂。而汗出气通，饮食渐进，神宇完复，更不用诸药。连服取瘥，其余轻者，心额微汗，正尔无恙。药性小热，而阳毒发狂之类。入口便觉清凉，此药殆不以常理而诘也。若时疾流行，不问老少良贱，平旦辄煮一釜，各饮一盏，则时气不入。平居无事，空腹一服，则饮食快美，百疾不生，真济世卫家之宝也……谪居黄州，连岁大疫，所全活者不可胜数。"

《苏沈良方·圣散子启》记载："圣散子主疾，功效非一。去年春，杭州民病，得此药，全活不可胜数。所用皆中下品药。略计每千钱即得千服，所济已及千人……自立春后起，施至来年春夏之交。"可见圣散子曾被用作治疗时疫的通用之方，名噪一时，并留有《圣散子方》一书。不过"不问阴阳二感"提示临床上还需分清寒热，寒热不辨则易误人。

明·俞弁《续医说》中记载了不辨寒热用此药，救人之药反成害人之药的事件，"弘治癸丑年（1493），吴中疫疠大作，吴邑令孙磬令医人修合圣散子，遍施街衢，并以其方刊行，病者服之，十无一生，率皆狂躁昏瞀而卒"。因此，中医治疫，必须辨别寒、热。

【药物组成和用法】

组成：高良姜、猪苓（去皮）、独活（去芦头）、附子（去皮脐，炮）、麻黄（去根）、浓朴（去皮，姜汁炙）、藁本（去瓤，土炒）、芍药、柴胡、枳壳（去瓤，麸炒）、泽泻、白术、细辛、防风（去芦头）、藿香、茯苓、石菖蒲、半夏（姜汁制）各半两（20g），草豆蔻（去皮，面裹炮）十个，甘草（炙）一两（40g）。

用法：上锉碎如麻豆大，每服五钱匕，水一盏半，煮取八分，去滓热服。余滓两服合为一服，重煎，空心服。现代水煎服，或颗粒冲服。

【配伍分析】

古籍未见相关配伍分析。

作者按："疫病"是指感受疫疠之邪引起的具有强烈传染性并能造成流行的一类疾病，疫病的发病具有"症状相似、触之即病"的特点，且发病人数常常数以万计，因此按照传统中医之辨证论治、一人一方进行施药是不现实的。从历代医家抗疫经验来看，辨病论治的通用方非常适合大规模群体给药，从圣散子的立方背景来看，圣散子即是抗疫的通用方。该方选药较杂，共计二十味，是一首大方。《素问·阴阳应象大论》云："冬伤于寒，春必病温。"方中麻黄散外寒，细辛散内寒，附子温肾阳，针对冬伤于寒，即麻黄附子细辛汤；高良姜、炙甘草温脾阳、建中气，固守中焦；藁本、防风、独活散祛风解表而散邪，且风药胜湿而散郁热；草豆蔻、藿香燥中土之湿；石菖蒲、半夏、厚朴、枳壳开脾胃之结，合用则可分消湿邪，针对湿邪阻于脾胃、四肢、肠道、脑窍，均有良效。又有猪苓、芍药、泽泻、白术、茯苓，乃五苓散去桂枝加芍药汤，针对体内水液代谢异常的水饮内停之证，更使水湿之邪从小便去。柴胡有和解表里、疏肝解郁、疏肝升阳之功效，行气力量大，行中可升，而半夏为降气之药，一升一降，可收气机升降正常之功。又柴胡、枳壳、芍药、炙甘草之四逆散为透邪解郁、疏肝理脾之剂，更促气机运转正常。该方选药虽杂，但组方严谨、配伍有度，一则针对内外之寒进行温散，二则温补脾肾之阳扶正以祛寒，三则针对三焦之湿邪，上以风药胜湿，中以芳香化湿，下以淡渗利湿，再以大剂量甘草固守中焦，调和诸药，而邪去正安。从选药立法来看，该方是一首治寒湿疫的通用方。

【主治疫病】

1.**寒疫**。宋·陈无择长期居住温州，指出圣散子应是治疗寒疫的处方，曰："寒疫流行，其药偶中抑未知。方土有所偏宜，未可考也……夫寒疫，亦能自发狂，盖阴能发燥，阳能发厥。物极则反，理之常然，不可不知。今录以备疗寒疫用者，宜究之。不可不究其寒、温二疫也。"

2.**寒湿疫**。明·俞弁，长洲（今江苏苏州）人，更进一步分析认为"昔坡翁谪居黄州（黄州区，隶属于湖北省黄冈市），时其地濒江多卑湿，而黄之居人所感者，或因中湿而病，或因雨水浸淫而得。所以服此药而多效"。

【临床其他应用】

笔者所查，近人无使用圣散子治疗流行性疾病者。查阅古籍发现圣散子"昔（苏东）坡翁谪居黄州（黄州区，隶属于湖北省黄冈市）"而遇疫，"其地濒江多卑湿"，而持续时间从"自立春后起，施至来年春夏之交"，非常符合新冠肺炎的流行性特点，及其"寒湿疫"的辨病特征，故极力推荐用方。

【扩展阅读】

圣散子亦收录于宋代《太平惠民和剂局方·卷之二·治伤寒》。本书初刊于 1078 年以后，历经几代太医局修订，至南宋绍兴十八年（1148）改为现名。而《苏沈良方》刊行时间有疑。另苏轼于熙宁四年（1071）自请出京任职，被授杭州通判，熙宁七年（1074）秋调任密州知州，元丰二年（1079）谪黄州，元丰七年（1084）离开黄州。《圣散子启》曰："圣散子……去年春，杭州民病，得此药，全活不可胜数。"《论圣散子》云："谪居黄州，连岁大疫，所全活者不可胜数。"从以上看，圣散子见于《局方》与《苏沈良方》，孰前孰后，尚待考证。

《太平惠民和剂局方》圣散子组方：白术、浓朴（去粗皮，姜汁炙）、防风（去芦头）、吴茱萸（汤洗七次）、泽泻、附子（炮裂）、麻黄（去根、节）、细辛（去苗）、独活（去芦）、芍药、半夏（汤洗七次，姜汁制）、茯苓（去皮）、石菖蒲（半两）、柴胡（去芦）、枳壳（去瓤，麸炒）各半两（20g），甘草（炙）一两（40g），草豆蔻仁（去皮）十个。

上为粗散。每服四钱，水一盏半，煎取一盏，去滓，热服，不计时候，取遍身微汗即愈，时气不和，空腹饮之，以辟邪疫。

本方与《苏沈良方》之圣散子相较，去高良姜、猪苓、麻黄、藁本、藿香，加吴茱萸。《太平惠民和剂局方》记载该方：治伤寒、时行疫疬、风温、湿温，一切不问阴阳两感，表里未辨，或外热内寒、外寒，头项腰脊拘急疼痛，发热恶寒，肢节疼重，呕逆喘咳，鼻塞声重；及食饮生胃脘、胸膈满闷，腹胁胀痛，心下结痞，手足逆冷，肠鸣泄泻，水谷不消，时自汗出，小便不利，并宜服之。

参考文献

[1] 张瑞贤.宋代疫情与圣散子方[J].江西中医学院学报，2003，15（3）：10-12.

神术散（附：太无神术散）

【立方背景】

神术散出自南宋·杨倓（1120—1185）所著《杨氏家藏方》，杨氏曾任昭庆节度使等职，在闲暇之时，将家藏医方分类编次，并增入其他验方，撰成是书，全书分诸风、伤寒、中暑、风湿、脚气等四十九类，收方千余首，包括内、外、妇、儿、五官各科。神术散列于伤寒方下，原书载："治四时瘟疫，头痛项强，发热憎寒，身体疼痛，及伤风鼻塞声重，咳嗽头昏。"后被收录于《太平惠民和剂局方·卷之二·治伤寒》。

【药物组成和用法】

组成：苍术（米泔浸一宿，切，焙）五两（200g），藁本、白芷、细辛、羌活、川芎、甘草（炙）各一两（40g）。

用法：上为细末，每服三钱（12g），水一盏（150mL），生姜三片，葱白三寸，煎七分（100mL），温服，不拘时。伤风鼻塞，只用葱茶调下。现代用散剂，温水调服，或颗粒剂开水冲服。

【配伍分析】

作者按：该方由七味药组成，组方配伍很有特点。第一个特点，是重用苍术五两，约合200g，如此重用苍术为君药，乃因苍术既能运脾燥湿，又能芳香辟秽，现代药理学研究表明，苍术有抗病毒作用，因此，历代抗疫病之方常选用苍术；第二个特点，针对瘟疫在三阳者多，选用川芎入少阳，羌活、藁本入太阳，白芷入阳明，乃三阳同治，且总体以发散外邪、辛温辟秽为要；第三个特点是选用苍术入太阴，细辛入少阴，川芎入厥阴，乃三阴并调，为何病起于三阳而配伍三阴之药，此乃截断之法，寒邪在三阳以发散寒邪为治，若疫病病久，寒邪伤阳而必犯三阴，故按伤寒之六经传变，先安未受邪之地而提前进行截断，以防病情转为危重；第四是加葱姜以强化温散温通之力而助寒湿之邪气外出。总体来看，该方组方配伍偏于辛温，散风寒祛湿邪，故可用于寒疫或寒湿疫的治疗。

【主治疫病】

本方是温邪犯卫的经典方。现代临床常用于治疗流行性感冒。

流行性感冒。症见发热恶寒，头痛项强，周身疼痛，鼻塞声重，咳嗽头昏，痰多、色白，舌淡红苔白滑，脉濡紧。陈建伟就神术散方不同提取物体内抗甲型流感病毒作用进行研究。总结出神术散方中抗病毒药效物质呈多部位和多成分性，组成药味具有较好的互补性，醇溶性明显好于挥发油，方中各单味药的醇提液均明显减少甲型流感病毒感染小鼠死亡数，保护率43.75%~50%。提示神术散不用汤剂而以散剂入药有其科学依据。神术散不同提取物均具有一定的体内抗流感病毒作用。

【临床其他应用】

临床研究发现还可以用于治疗普通感冒、小儿上呼吸道感染合并腹泻、头痛、泄泻等疾病。根据神术散方药组成，全方药味偏于辛温，散风胜湿，故可推荐治疗寒疫、湿疫，与新冠肺炎寒湿疫病机相吻合，可推荐用于轻症的防治；组方用药多属解表祛风药，也可治疗瘟疫病位在卫分证者或伤寒太阳经病。

附：太无神术散

太无神术散本名神术散，前冠太无者，当为元代名医罗知悌（字太无）所创之方，但罗氏传世著作甚少，原出处已不可考。此方后世多有转引，如《医学正传·瘟疫》载："治四时瘟疫，头痛项强，憎寒壮热，身痛，专主山岚瘴气之妙剂也。"

药物组成为苍术一钱（4g），厚朴一钱（4g），陈皮二钱（8g），甘草五分（2g），菖蒲五分（2g），藿香二分（0.8g）。一说无菖蒲，有香附一钱（4g），名神术散气散。现代用水煎服。

《医方考》按："山岚瘴气，谓山谷间瘴雾，湿土敦阜之气也。湿气蒸腾，由鼻而入，呼吸传变。邪正纷争，阴胜则憎寒，阳胜则壮热；流于百节，则一身尽痛。是方也，用苍术之燥，以克制其瘴雾之邪；用浓朴之苦，以平其敦阜之气；菖蒲、藿香，辛香物也，能匡正而辟邪；甘草、陈皮，调脾物也，能补中而泄气。《内经》曰：谷气通于脾，故山谷之气，感则坏人脾。太无此方，但用理脾之剂，而解瘴毒之妙自在其中，使非深得经旨，不能主此方也。其高识若此，诚不愧为丹溪之师矣。"

作者按：苍术辛烈升阳，辟恶、燥湿、解郁；厚朴苦温除湿、散满、化食、厚肠；陈皮理气，通利三焦；甘草和中，匡正脾土。此即平胃散，而重用陈皮为君药。人之一身，以胃气为主，胃气强盛，则客邪不能入，故治外邪必以强胃为先也。加藿香、菖蒲，取其辛香通窍，亦能辟邪而益胃也。

笔者所查，近人无使用太无神术散。据其组方，认为其适用于现代流行性感冒（胃肠型），辨证属寒湿型，症见头身疼痛，发热恶寒，脘痞呕恶、纳差，大便溏泄，舌苔白腻或厚腻，脉象濡缓者，效果颇佳。

参考文献

[1] 陈建伟，朱萱萱，李祥.神术散方不同提取物体内抗甲型流感病毒作用的研究[J].亚太传统医药，2008，4（10）：30-33.

[2] 盛增秀，陈明毅.中国治疫名论名方名案[M].北京：人民卫生出版社，2006.

五积散

【立方背景】

五积散首见于唐·蔺道人（790—850）《仙授理伤续断秘方·医治整理补接次第口诀》。原书载："治五痨七伤，凡被伤头痛，伤风发寒，姜煎二钱，仍入葱白，食后热服。"

五积散后被宋朝《太平惠民和剂局方·伤寒门》收录。书中记载："调中顺气，除风冷，化痰饮。治脾胃宿冷，腹胁胀痛，胸膈停痰，呕逆恶心；或外感风寒，内伤生冷，心腹痞闷，头目昏痛，肩背拘急，肢体怠惰，寒热往来，饮食不进；及妇人血气不调，心腹撮痛，经候不调，或闭不通，并宜服之。"因《局方》叙述较为详细，故后世沿用多源于此。

五积散在创制以后，曾出现过诸多别名，如《医方类聚·卷二二九》引《简易方》为催生汤，引《管见大全良方》为异功五积散。

【药物组成和用法】

组成：白芷、川芎、炙甘草、茯苓（去皮）、当归（去芦）、肉桂（去粗皮）、芍药、半夏（汤洗七次）各三两（42g），陈皮（去白）、枳壳（去瓤）、炒麻黄（去根、节）各六两（84g），苍术（米泔浸、去皮）二十四两（336g），桔梗（去芦头）十二两（168g），厚朴（去粗皮）、干姜各四两（56g）。

用法：上除肉桂、枳壳二味别为粗末外，十三味同为粗末，慢火炒令色转，摊冷，次入桂、枳壳末令匀。每服三钱（12g），水一盏半，入生姜三片，煎至一中盏，去滓，稍热服。《局方》五积散的炮制方法，后人称为熟料五积散，与不炒至黄色的生料五积散，在应用上略有区别。以温散寒邪为主者用熟料五积散，以发散风湿为主者用生料五积散。

如冷气奔冲，心、胁、脐、腹胀满刺痛，反胃呕吐，泄利清谷，及并癥瘕痃癖，膀胱小肠气痛，即入煨生姜三片、盐少许同煎。如伤寒时疫，头痛体疼，恶风发热，项背强痛，入葱白三寸、豉七粒同煎。若但觉恶寒，或身不甚热，肢体拘急，或手足厥冷，即入炒茱萸七粒、盐少许同煎。如寒热不调，咳嗽喘满，入枣煎服。妇人难产，入醋一合同煎服之。并不拘时候。现代用水煎服或研末冲服。汤剂用量应按原方用量十分之一左右。

【配伍分析】

清·汪昂《医方集解》："此阴阳表里通用之剂也。麻黄、桂枝所以解表散寒，甘草、芍药所以和中止痛，苍术、厚朴平胃土而祛湿，陈皮、半夏行逆气而除痰，芎、归、姜、芷入血分而祛寒湿，枳壳、桔梗利胸膈而清寒热，茯苓泄热利水、宁心益脾，所以为解表温中除湿之剂，去痰消痞调经之方也。一方统治多病，惟活法者变而通之。""能散寒积、食积、气积、血积、痰积，故名五积。"

作者按：寒为五积之始，五积形成以寒为中心。五积散方中苍术用量独重，气味苦温辛烈，健脾燥湿，其辛烈之性有助于发汗，故为君药。麻黄为风药，辛温入肺经，开表逐邪于外，助苍术发汗解表；干姜辛热，入脾胃二经，温中祛寒，以助苍术温散寒湿；桔梗苦辛而平，一方面能助麻黄以宣肺解表，另一方面亦能助术、姜治疗因寒凝所致之腹痛，故三者共为臣药。白芷辛温，助麻黄解表散寒，散阳明之邪；半夏、陈皮、茯苓、厚朴、枳壳助苍术利气、祛湿、除满；肉桂辛热，助干姜以温里祛寒，以上共为佐药。当归、芍药、川芎引诸药入血分，以除血分之寒湿，且有活血止痛之功，炙甘草调和诸药，以上共为使药。全方共十三味，包含二陈汤、平胃散、苓桂术甘汤多个中医经典方剂，多而不杂，诸药合用，能祛除表、里、气、血的寒湿之邪，共奏散寒、祛湿、理气、活血、化痰之功。

【主治疫病】

主治伤寒时疫。以发病急、头痛、肢体酸痛、发热、乏力、恶心、咳嗽，有受凉史为主要特征的疾病，如流行性感冒、急性病毒性肝炎等。

1. 流行性感冒。周云彪等运用五积散微粉冲剂治疗风寒型感冒，症见急起畏寒、发热、头痛、鼻塞、流涕、无汗、咽喉肿痛、骨节酸痛等。研究显示本方疗效确切，患者耐受性好，不良反应轻微，使用简洁方便，值得临床推广使用。

2. 急性病毒性肝炎。田廷富治疗一名 17 岁急性肝炎患者，症见发热恶寒，汗出身痛，呕吐泄泻，右胁触及固定不移质软积块，胀多于痛，苔白腻，脉弦大。辨证属积聚气滞，应用五积散加减治疗，应用四剂后症状悉除。

【临床其他应用】

五积散临床应用广泛，涉及内外妇儿多个学科，研究发现，五积散对面神经麻痹、寒湿体质结直肠息肉复发、儿童再发性腹痛效果良好。临床报道，有学者加减化裁本方用于慢性肠炎、改善胰岛素抵抗、痛经、多囊卵巢综合征、阳痿、慢性前列腺炎、皮肤脓肿、关节炎、骨折陈伤疼痛不愈及产后发热、结核性腹膜炎、皮肤病等，均有良好疗效，可供参考。

根据配伍考虑本方适用于内伤生冷、外感风寒之以寒湿为主要病机者。临床中运用此方，并非五积并存、表里俱见才能使用，凡证型属寒湿者，均可使用。《古今医鉴》明确指出："夏应热而反寒，秋发寒疫，五积散主之。"故考虑五积散适合寒疫、湿疫、寒湿疫。新冠肺炎是由寒湿之邪侵入人体而发病，五积散可除表里、经络、气血的寒湿痰饮之邪，可考虑用于此病的治疗。当注意若患者热重于湿，见壮热烦渴，舌苔黄腻，则不宜使用。

参考文献

[1]　宋正海.中国古代重大自然灾害和异常年表总集[M].广东：广东教育出版社，1992.

[2]　李士勇，张芳华，黄惠芬，等.五积散沿革及现代研究概况[J].湖南中医杂志，2014，30（1）：145-146.

[3]   太平惠民和剂局.太平惠民和剂局方 [M].北京：人民卫生出版社，
      2007.

[4]   周云彪，吴伟江，李月岚，等.五积散微粉冲剂治疗风寒型感冒 63 例
      [J].中国中医药现代远程教育，2013，11（19）：106–107.

[5]   白聚河.十年发热用"五积"[J].上海中医药杂志，1994，28（09）：
      21.

[6]   田廷富.五积散一方多用 [J].上海中医药杂志，1982，16（10）：31.

[7]   辛文华.五积散临证治验 [N].中国中医药报，2017–02–22（004）.

[8]   陈分乔，王根民.五积散加味敷脐联合西药治疗小儿荨麻疹疗效观察
      [J].四川中医，2005，23（8）：86.

[9]   佚名.令人赞叹的五积散 [N].中国中医药报，2012–08–01（004）.

[10] 刘智勇，沈忠，张秀峰，等.局方"五积散"预防寒湿体质结直肠息
      肉复发的临床随机对照研究 [J].中国中西医结合消化杂志，2018，26
      （5）：396–399.

[11] 王其莉.盛丽先教授运用五积散治疗小儿再发性腹痛经验 [J].中医儿科
      杂志，2015，11（2）：8–9.

[12] 李建强，蔡行平.五积散加减治疗慢性腹痛 42 例 [J].浙江中医杂志，
      2009，44（7）：477.

[13] 周佳宁，曹佩霞.五积散改善胰岛素抵抗作用机制研究 [J].长春中医药
      大学学报，2012，28（5）：915–916.

[14] 刘琼.五积散对多囊卵巢综合征痰湿型患者糖脂代谢及生殖激素的影
      响 [J].中药材，2014，37（8）：1502–1504.

[15] 任鑫.五积散与男性疾病 [J].实用中医内科杂志，2013，27（11）：
      74–75.

[16] 柏树滋.五积散治疗寒性深部脓肿的点滴体会 [J].陕西新医药，1977，
      6（4）：53.

[17] 方艳琳 . 欧阳新主任医师运用五积散经验介绍 [J]. 新中医，2011，43（9）：142-143.

[18] 龙淑芝 . 五积散化裁治疗产后发热 13 例 [J]. 四川中医，2000，18（3）：35.

[19] 孙济仁 . 五积散的临床应用 [J]. 江苏中医杂志，1980，12（5）：30.

[20] 郑浩迪，连建伟 .《局方》五积散新论 [J]. 浙江中医药大学学报，2013，37（4）：383-384+387.

柴胡升麻汤

【立方背景】

柴胡升麻汤出自宋《太平圣惠和剂局方·卷之二·治伤寒·宝庆新增方》。宝庆现今为湖南省邵阳市，1225年，宋理宗赵昀登基，年号宝庆，用年号命名曾领防御使的封地，将曾在此避难的邵州升为宝庆府，宝庆之名始于此。由此推测本方为1225年后整理收入。

查阅史实，该地区以"宝庆"命名的前后20年（共40年）夏日气候异常酷热，出现旱灾和蝗灾。宋嘉定八年（1215）湖南五月"大燠，草木槁，百泉竭，湘水一杯数十钱"。江东自三月至五月不雨，真德秀奏旱灾情形说："九旬之间有雨者才六七日，焦熬之状，盖不待言，播殖之功，一切尽废。"气候异常引发疫病，柴胡升麻汤由此而来。原书记载："治时行瘟疫，壮热恶风，头痛体疼，鼻塞咽干，心胸烦满，寒热往来，痰盛咳嗽，涕唾稠黏。"

【药物组成和用法】

组成：柴胡（去芦）、前胡（去芦）、干葛、石膏（煅）、赤芍药各十两（410g），升麻五两（205g），荆芥（去梗）七两半（308g），黄芩（去粗皮）、桑白皮各六两半（267g）。

用法：上㕮咀。每服三大钱（12g），水一盏半，生姜三片，豉十余粒，同煎一盏，去滓，稍热服，不拘时。小儿更量随大小加减。

现代水煎服，或颗粒冲服。

【配伍分析】

汪昂："此足少阳阳明药也，阳明而兼少阳，则表里俱不可攻，只宜和解（在经宜和）。柴胡平少阳之热，升、葛散阳明之邪（三药皆能升提清阳）。前胡消痰下气而解风寒，桑皮泻肺利湿而止痰嗽，荆芥疏风热而清头目，赤芍调营血而散肝邪，黄芩清火于上中二焦，石膏泄热于肺胃之部（风壅为热，故以石膏辛寒为君）。加姜豉者，取其辛散而升发也。"

作者按：本方为时行瘟疫而设，一派热在太阳、少阳、阳明之象，表现为表、半表半里、里的热证。故方中针对太阳而用荆芥发散风寒，加姜豉者，取其辛散而升以助荆芥发散风寒；柴胡配伍黄芩，针对少阳而清半表半里之热；针对阳明壮热而重用石膏，以清肺胃之热；升麻解表清热解毒，葛根解肌退热、生津止渴；前胡降气除痰，桑白皮降肺清热，配伍升麻，一升一降，调畅气机而宣降肺气、止嗽化痰；合用赤芍清泻肝肺之火而凉血，以防热入血分变生它证，亦属提前截断之法。该方配伍寒热并用，温清并施，适合治疗风温、风热之不正之气，或寒邪入里化热引起的瘟疫。

【主治疫病】

主治时行瘟疫，症见壮热恶风，头痛体痛，鼻塞咽干，心胸烦满，寒热往来，痰盛咳嗽，涕唾稠黏。

【临床其他应用】

笔者所查，近人无使用柴胡升麻汤用于治疗流行性疾病者。根据本方配伍可达发汗退热、清肺化痰之效，适宜风热犯肺型咳嗽、痰热郁肺型肺炎喘嗽等外感热病，故可用于风温、风热病邪引起的急性外感热病，属气分证。

参考文献

[1] 宋正海. 中国古代重大自然灾害和异常年表总集 [M]. 广东：广东教育出版社，1992.

[2] 周方高. 宋代农业管理若干问题研究 [M]. 湖南：湘潭大学出版社，2012.

[3] 太平惠民和剂局. 太平惠民和剂局方 [M]. 北京：人民卫生出版社，2007.

前胡汤

【立方背景】

前胡汤出自宋代《圣济总录·伤寒疫疠》，原文记载："治时行疫疠，壮热咳嗽，头痛心闷。"

【药物组成和用法】

组成：前胡（去芦头）、升麻、麦门冬（去心焙）各三分（1g），贝母（去心）、紫菀（去苗土）、杏仁（去皮尖，双仁炒研）各半两（21g），炙甘草一分（0.4g），石膏一两一分（41g）。

用法：上八味，粗捣筛。每服三钱匕，水一盏，竹叶二七片，煎至七分，去滓不拘时温服。现代水煎服或颗粒冲服。

【配伍分析】

古籍未见相关配伍分析。

作者按：本方证是疫气入里化热，壅遏于肺，肺失宣降所致。从方的结构分析，本方寓四法，其证主要有四个方面：一是散邪清热法（前胡疏风散邪，又能清热，升麻解肌散邪、清热解毒，石膏清泻肺热、解肌透热）对应的热邪炽盛证；二是宣降肺气法（前胡与升麻二药相须为用，一升一降助肺以复宣降之功，杏仁肃降肺气，助前胡降气化痰）对应的肺失宣肃证；三是化痰开结法（前胡下气消痰，贝母、紫菀化痰止咳）对应的痰阻气滞证；四是滋阴润肺法

（麦冬、贝母养阴润肺）对应的热盛伤津证。全方四法并用，共成辛凉散邪、清热平喘之功。

【主治疫病】

主治时行疫疠，壮热咳嗽，头痛心闷。

【临床其他应用】

笔者所查，近人无使用前胡汤原方治疗流行性疾病者。现代临床应用前胡汤加减治疗急慢性支气管炎、支气管扩张继发感染、喘息性支气管炎及支气管哮喘，以及小儿肺炎初期、中期属肺热喘嗽证。

参考文献

[1] 赵佶.圣济总录[M].北京：人民卫生出版社，1962.

[2] 彭德祺.自拟前胡汤的临床应用[J].四川中医，2007，25（9）：119-120.

[3] 马维庆.自拟前胡汤治疗肺热喘嗽证48例[J].吉林中医药，2003，23（11）：15.

十神汤（附：神授太乙散）

【立方背景】

十神汤出自宋《太平惠民和剂局方·卷之二·治伤寒·续添诸局经验秘方》。《太平惠民和剂局方》为宋朝官方所编撰，曾名《太医局方》，初刊于 1078 年以后，宋代曾多次增补修订刊行，原书虽未单列瘟疫一门，但很多方剂是为治疗瘟疫所设，散见于伤寒、诸风等。十神汤原书载："治时令不正，瘟疫妄行，人多疾病，此药不问阴阳两感，或风寒湿痹，皆可服之。"

【药物组成和用法】

组成：川芎、甘草、炙麻黄（去根节）、升麻各四两（164g），干葛十四两（574g），赤芍药、白芷、陈皮（去瓤）、紫苏（去粗梗）、香附子（杵，去毛）各四两（164g）。

用法：上为细末，每服三大钱，水一盏半，生姜五片，煎至七分，去滓热服，不以时候。如发热头痛加连须葱白三茎；如中满气实加枳壳数片同煎服。虽产妇、婴儿、老人皆可服。如伤寒，不分表里证，以此导引经络，不致变动，其功效非浅。现代水煎服，或颗粒冲服。

【配伍分析】

古籍未见相关配伍分析。

作者按：从该方的立方背景所述"此药不问阴阳两感，或风寒湿痹，皆可服之"来看，该方是针对风寒湿之病因病机而设。方中麻黄、紫苏、生姜发散风寒以解太阳之表；升麻、葛根、白芷一则升阳散阳明郁热，二则助阳以增温散寒邪之力；香附、川芎一则疏利少阳，二则芳香走窜以祛除湿邪；赤芍药、川芎调气行血以防寒凝血瘀之变；陈皮一则辛温，导阳明少阳寒邪，二则理气燥湿，以防湿阻阳明；甘草调和诸药以安中州。方总体以发散风寒湿邪，御敌于未深，防寇于未入为主，十药合力，激荡正气，以抵外邪，未感不得入，初感立可出，其效如神。该方的特点是诸药皆有激发、助阳之功，力达而不烈，平淡中见神奇也。若遇寒湿，效不必言，即使风温初感，亦有透解之功。可谓诸疫初起，通治之神方。然寒湿疫闭，燥热从生，风温热毒，化热更速，故而热象已明，便非本方所宜，至于疫入营血更是不效反过也。明代医家吴绶曰："此方用升麻、葛根，能解阳明瘟疫时气。若太阳伤寒发热，用之则引邪入阳明，传变发斑矣，慎之！"此之谓也。

【主治疫病】

主治大头瘟、寒疫、外感病。

1. **大头瘟**。又称大头病、大头风、虾蟆瘟、大头天行等，相当于流行性腮腺炎，是因感受天行邪毒，侵犯三阳经络而引起的以头面焮红肿痛、发热为主要特征的瘟疫病，该病具有较强的传染性。

2. 寒疫。是指感受寒邪疬气，症见憎寒、发热，头痛、身痛，胸闷不饥，或欲呕或泻，或口干不渴饮，脉浮弦而滑或紧，舌质色黯，苔白而秽。治法宜芳香温平和解，不宜辛凉、苦寒，蒲辅周认为：寒疫偶为暴寒所折，其发病多与伤寒相似，一般可用香苏散加味或十神汤化裁。头痛甚加川芎、僵蚕、白芷、蔓荆子；身痛加羌活、防风；背痛加葛根；呕加半夏、生姜；若呕吐下利腹痛可用藿香正气加生姜；若无汗身痛兼胃肠不和，症状夹杂，可用五积散为末，每服五钱，加生姜三片，水煎温服。以头痛、身痛、寒热无汗、状如伤寒等为主要表现的疫病，即时行寒疫。

现代临床常用于治疗流行性感冒等传染性疾病。症见急起畏寒、高热、头痛、头晕、全身酸痛、乏力等中毒症状，可伴有咽痛、干咳、流鼻涕、流泪等呼吸道症状，少数病例有食欲减退，伴有腹痛、腹胀、呕吐和腹泻等消化道症状。张氏报道，以十神汤加味（葛根、赤芍、香附各10g，升麻、陈皮、川芎、白芷各6g，紫苏7g，麻黄、甘草各3g）治疗感冒（包括流感）618例，一般最少服1剂，最多4剂，服1剂治愈159例（25.7%），服2剂治愈427例（69%），服4剂治愈32例（5.3%）。

【临床其他应用】

十神汤功擅化湿解毒、祛风散寒、理气和中。笔者认为可用于肺炎初期见寒湿郁肺证，临床表现为恶寒发热或无热，干咳，咽干，倦怠乏力，胸闷，脘痞，或呕恶，便溏，舌质淡或淡红，苔白腻，脉濡。

附：神授太乙散

神授太乙散，与十神汤仅一味药之差，出自宋·王璆（960—1279）所著《是斋百一选方·卷七》，别名太一十神散（《普济方·卷一三六》引《广南卫生方》）、太乙十神散（《普济方·卷一五一》），原书载："治四时气令不正，瘟疫妄行，人多疾病，此药不问阴阳两感，风寒湿痹，并皆治之。"王璆，南宋医家，字孟玉，号是斋，山阴（今浙江绍兴）人，历任淮南幕官、汉阳太守，留心医药，素喜搜集医方，于庆元二年（1196）辑成《是斋百一选方》一书，其中收有防疫方多首，如神授太乙散、百解散、圣僧散、保真汤、神术散、救疫神方等，均为治疫或防疫的效方和验方。

神授太乙散药物组成为川升麻、白芍药、紫苏叶、香附子、干葛、香白芷、陈皮、川芎、青皮、甘草（原方无明确剂量）。用法：上等分为粗末，每服三大钱（12g），水一盏半，生姜三片，煎至八分，去滓，通口服，不以时候，连进二服。如发热头痛，加连须葱白三寸同煎；如中满气噎，加枳壳数片，产妇、婴儿、老人皆可服。现代用法也为加生姜五片，葱白三四茎，清水煎去渣，不拘时熟服，温覆取微汗。或散剂冲服。

后世盛增秀按："本方由升麻葛根汤与香苏散合化而成，功能发汗退热、理气解毒、调和胃肠，故适宜于感受四时不正之气而引起的瘟疫。由于药性偏于温燥，尤宜于风寒夹湿型疫病，热疫则非所宜。本方与《太平惠民和剂局方》所载治疫名方十神汤药味基本相同，惟青皮易麻黄，主治悉同。《世医得效方》《保命歌括》《医镜》

《济阳纲目》等书均有载述。又，本方与《朱氏集验方》记载的解四时伤寒疫疠风温、湿温的双解散组方亦有类同，唯后者增加了人参、白术、茯苓等扶正固本药物，可以互参。"

作者按：根据该方的立方背景记载"治四时气令不正，瘟疫妄行，人多疾病，此药不问阴阳两感，风寒湿痹，并皆治之"，说明该方治疗的不是普通感冒，而是针对四时不正之气引发的疫病，即非其时而有其气，如冬应寒而反暖、夏应暖而反寒，从现代医学对病毒的研究来看，非时不正之气容易使病毒繁殖肆虐，引发疫病。该方用白芷、苏叶辛温发散外寒；葛根、升麻升阳解肌，助寒邪外散；巅顶之高、唯风可到，川芎可上行头目，一则祛风寒，二则行气血；香附、青皮、陈皮理气祛湿；白芍敛阴和营以防发散太过伤阴；甘草益气和中，配伍白芍可缓急止痛。全方在发散风寒湿邪的同时，尚具调和气血、协调阴阳的之功。

神授太乙散主治时行感冒。即流行性感冒，其病因多与气候突变、寒温失常有关，非时之气夹时行病毒侵袭人体而致病；又与人体的正气强弱有关，若起居不慎、寒温不调、过度劳累等，均可使卫外功能减弱，易感受外邪而发病。症见发热、头痛、肌痛和全身不适等，急性起病，传变较为迅速，具有传染性。

笔者所查，近人无使用本方治疗流行性疾病者。推荐用于感冒或流行性感冒等热性病初起，恶寒发热，头痛咳嗽，气塞而胸膈不利者，且根据四季之不同，春加荆芥，夏加藿香，秋加黄芩，冬加银花。

参考文献

[1]　中医研究院广安门医院.蒲辅周老中医介绍治疗时病的经验[J].新医药学杂志，1974，15（10）：30-34.

[2]　张振榆.十神汤加味治愈感冒618例[J].陕西中医，1987，8（4）：170-171.

[3]　韩毅.宋代瘟疫的流行与防治[M].北京：商务印书馆.2015.

[4]　盛增秀，陈勇毅.中医治疫名论名方名案[M].北京：人民卫生出版社.2006.

藿香正气散

【立方背景】

藿香正气散出自宋《太平惠民和剂局方·卷二·治伤寒·续添诸局经验秘方》。原书载："治伤寒头疼，憎寒壮热，上喘咳嗽，五劳七伤，八般风痰，五般膈气，心腹冷痛，反胃呕恶，气泻霍乱，脏腑虚鸣，山岚瘴疟，遍身虚肿；妇人产前、产后，血气刺痛；小儿疳伤，并宜治之。"

【药物组成和用法】

组成：大腹皮、白芷、紫苏、茯苓（去皮）各一两（41g），半夏曲、白术、陈皮（去白）、厚朴（去粗皮，姜汁炙）、苦桔梗各二两（82g），藿香（去土）三两（123g），甘草（炙）二两半（103g）。

用法：上为细末。每服二钱，水一盏，姜钱三片，枣一枚，同煎至七分，热服。如欲出汗，衣被盖，再煎并服。现代水煎服，或颗粒冲服。

【配伍分析】

吴崑《医方考》按："内伤、外感而成霍乱者，此方主之。内伤者调其中，藿香、白术、茯苓、陈皮、甘草、半夏、厚朴、桔梗、大腹皮，皆调中药也，调中则能正气于内矣；外感者疏其表，紫苏、白芷，疏表药也，疏表则能正气于外矣。若使表无风寒，二物亦能发越脾气，故曰正气。"清·汪昂在《医方集解》曰："此手太阴、足阳明药也。藿香辛温，理气和中，辟秽止呕，兼治表里为君；苏、芷、桔梗，散寒利膈，佐之以发表邪；厚朴、大腹皮行水消满，橘皮、半夏散逆除痰，佐之以疏里滞；苓、术、草益脾去湿，以辅正气为臣使也。正气通畅，则邪逆自除矣。"

作者按：该方的组方配伍特点，一是调中焦脾胃恢复气机之升降，方中藿香为君药，芳香化湿，白术健脾燥湿，茯苓、陈皮、炙甘草、半夏为二陈汤，配伍桔梗理气化痰，厚朴除湿邪所致满闷，大腹皮理肠胃之滞气，众药合用调中焦气之升降而正气内存；二是发散风寒而疏表，方中紫苏散寒发表、行气宽中，白芷芳香特甚，善通利九窍，皆疏表药也。该方用药总体偏温，功在芳香解表，行气健脾，理气合中，中合则正气复也。

【主治疫病】

《太平惠民和剂局方》中提到此方主治"伤寒头痛，憎寒壮热，上喘咳嗽，五劳七伤，八般风痰，五般膈气，心腹冷痛，反胃呕恶，气泻霍乱，脏腑虚鸣，山岚瘴疟，遍身虚肿，妇人产前产后，血气刺痛，小儿疳伤。"

藿香正气散是一首现代临床常用方剂，主要用于急性肠胃炎或四时感冒属湿滞脾胃，外感风寒者；霍乱吐泻；恶寒发热，头痛，胸膈满闷，脘腹疼痛，舌苔白腻，脉浮或濡缓；以及山岚瘴疟等。此外还有用于流行性腮腺炎、流行性腮腺炎、流感等传染性疾病。

1. 急性上呼吸道感染。症见发热，稍鼻塞，流黄浊涕，无头痛，无咳痰喘。舌红苔白稍厚，脉浮数。证属外寒内湿，方用藿香正气散加减，3 剂热退，继予 5 剂后症状消失。

2. 流行性腮腺炎并发脑膜炎。 症见发热恶寒，头痛，两腮肿痛，张口、咀嚼时疼痛加剧，脘腹痞闷，恶心呕吐频作，苔白腻。使用藿香正气散治疗，五天后热退，两腮肿痛消失，治疗效果明显。

3. 流感。 魏勇军认为流感兼上焦湿热，身热不扬，恶寒身重，胸闷呕恶者，治宜辛温宣透，芳香化湿，可用藿香正气散。

【临床其他应用】

查阅文献，本方还可用于治疗皮肤病、小儿泄泻风寒型等。根据《新型冠状病毒肺炎诊疗方案（试行第六版）》，本方适合用于新冠肺炎医学观察期，以及临床治疗期轻型寒湿郁肺证、普通型寒湿阻肺证及恢复期肺脾气虚证。

参考文献

[1] 李文波. 中国传染病史料 [M]. 北京：化学工业出版社，2004.

[2] 梁爽. 藿香正气散在儿科临床应用举隅 [J]. 内蒙古中医药，2018，37（9）：34-35.

[3] 何黎明，张晓婵. 藿香正气散治疗流行性腮腺炎并发脑膜炎 1 例报告 [J]. 新中医，1993，6（28）：42-43.

[4] 魏勇军. 流行性感冒辨治思路 [J]. 河北中医，2018，40（2）：293-296.

[5] 张慧，李诗畅，肖洪彬. 藿香正气类制剂的临床应用研究概况 [J]. 湖南中医杂志，2018，34（3）：203-205.

[6] 杨莉颖，郭素香. 藿香正气散加减治疗小儿秋季腹泻 33 例 [J]. 陕西中医，2011，32（11）：1462-1463.

凉膈散

【 立方背景 】

    凉膈散出自《太平惠民和剂局方·卷六·治积热》，又名连翘消毒散。原书载："治大人、小儿腑脏积热，烦躁多渴，面热头昏，唇焦咽燥，舌肿喉闭，目赤鼻衄，颔颊结硬，口舌生疮，痰实不利，涕唾稠黏，睡卧不宁，谵语狂妄，肠胃燥涩，便溺秘结，一切风壅，并宜服之。"

【 药物组成和用法 】

    组成：川大黄、朴硝、甘草各二十两（740g），山栀子仁、薄荷叶（去梗）、黄芩各十两（370g），连翘二斤半（1500g）。

    用法：以上为粗末，每二钱，水一盏，入竹叶七片，蜜少许，煎至七分，去滓，食后温服。小儿可服半钱，更随岁数加减服之。现代水煎服，或颗粒冲服。

【 配伍分析 】

    《医方集解》按："此上中二焦泻火药也。热淫于内，治以咸寒，佐以苦甘，故以连翘、黄芩、竹叶、薄荷升散于上，而以大黄、芒硝之猛利推荡其中，使上升下行，而膈自清矣；用甘草、生蜜者，病在膈，甘以缓之也。"

    《方剂学》分析："方中重用连翘清热解毒，配栀子、黄芩以清热泻火；又配薄荷、竹叶以清疏肺、胃、心胸之热；胃热伤津而腑实证尚未全具，不宜峻攻，方中芒硝、大黄与甘草、白蜜同用，既能缓和硝、黄之急下，更利于中焦热邪之清涤，又能解热毒、存胃津、润燥结，使火热之邪，假阳明为出路，体现了以下为清之法。"

作者按：凉膈散证由上中二焦邪郁生热所致，治宜清泻上中二焦邪热。因为是郁而生热，故郁热重在宣透，方中重用连翘清热解毒，透散上焦之热，为君药。黄芩清胸膈郁热；山栀通泻三焦，引火下行；大黄、芒硝泻火通便，荡热于中，共为臣药。竹叶清上焦之热兼以导热下行；薄荷轻清疏散，兼"火郁发之"之义，为佐药。使以甘草、白蜜，既能缓和硝、黄峻泻之力，又能生津润燥，调和诸药。若从伤寒六经分析，则连翘、薄荷治在太阳卫分，黄芩治在少阳，栀子、芒硝、大黄治在阳明气分，亦是三阳并治。若病人出现高热不退，在太阳可配银花加强透散之力，在少阳重用柴胡以加强和解之功，在阳明可配石膏、知母以退高热，总体来看，全方配伍严谨，透、清、下三法并用，太阳、阳明、少阳三阳并治，共奏泄热通便，清上泻下之功而使中上二焦不热也。

【主治疫病】

主治腑脏积热，烦躁多渴，面热头昏，唇焦咽燥，舌肿喉闭，目赤鼻衄，颌颊结硬，口舌生疮，痰实不利，涕唾稠黏，睡卧不宁，谵语狂妄，肠胃燥涩，便溺秘结，一切风壅，并宜服之。现代临床用于治疗急性化脓性扁桃体炎、传染性单核细胞增多症、猩红热等属中、上焦火热证的疾病。

1. 急性化脓性扁桃体炎。 急性化脓性扁桃体炎为腭扁桃体急性发炎，主要致病菌为乙型溶血性链球菌；临床表现有咽痛、高热，伴不同程度全身不适症状。

2. 传染性单核细胞增多症。 传染性单核细胞增多症是由 EB 病毒感染引起的急性自限性传染病；典型临床三联征为发热、咽峡炎和淋巴结肿大，可合并肝脾肿大，外周淋巴细胞及异型淋巴细胞增高；经口密切接触是本病的主要的传播途径。辨证多属里热炽盛。邓氏研究以本方为基础加减治疗传染性单核细胞增多症，药用大黄、香薷各 6g，黄芩、连翘、金银花各 9g，淡竹叶、栀子各 12g，青蒿、板蓝根各 15g，蚤休 6g。皮疹加荆芥、防风各 6g，咳嗽加杏仁 6g，紫菀 12g。经治 44 例，结果显效 13 例，有效 27 例，无效 5 例，总有效率为 88.89%。从而证实本方的抗病毒功效。

3. 猩红热。 猩红热是 A 组溶血性链球菌感染引起的急性呼吸道传染病。症见咽喉红肿疼痛，发热，心烦，大便干，小便赤，舌色红绛，脉浮数。陈氏在治疗猩红热（烂喉痧）时，用凉膈散加减治之，疗效甚佳。

【临床其他应用】

研究发现，本方还常用于治疗小儿疱疹性咽峡炎、急性呼吸窘迫综合征、肺炎、皮肤病、小儿癫痫、急性智齿冠周炎、脓毒症、急性胰腺炎、溃疡性结肠炎、难治性胃食管反流、小儿手足口病等。

参考文献

[1] 邓年春.中药治疗传染性单核细胞增多综合症45例[J].天津中医，2001，18（5）：22.

[2] 陈金芝.凉膈散加减治疗猩红热三例[J].中原医刊，1990，17（1）：49-50.

[3] 孙萌萌.乙酰螺旋霉素片联合凉膈散治疗小儿急性化脓性扁桃体炎效果观察[J].中国乡村医药，2017，24（13）：35-36.

[4] 栾小英.中西医结合治疗疱疹性咽峡炎临床观察[J].湖北中医杂志，2015，37（2）：38.

[5] 张万祥，丁沛.王今达应用凉膈散治疗急性呼吸窘迫综合征经验[J].中医杂志，2013，54（7）：615-616.

[6] 封乐池，丁继存，翟晓翔，等.凉膈散结合火针治疗肺胃热盛型寻常痤疮52例[J].福建中医药，2018，49（6）：83-84.

[7] 王作林.凉膈散加减治疗小儿原发性癫痫10例[J].中国医药学报，1991，6（2）：40-41.

[8] 张军歧.中西医结合治疗急性智齿冠周炎临床疗效观察[J].辽宁中医药大学学报，2014，16（5）：193-194.

紫雪

【立方背景】

紫雪出自宋《太平惠民和剂局方·卷六·治积热》。原书载："疗脚气，毒遍内外，烦热不解，口中生疮，狂易叫走，瘴疫毒疠，卒死温疟，五尸五疰痒，心腹诸疾疗刺切痛，及解诸热药毒发，邪热卒黄等，并解蛊毒鬼魅，野道热毒。又治小儿惊痫百病。"

【药物组成和用法】

组成：石膏三斤（1920g），寒水石三斤（1920g），滑石三斤（1920g），磁石三斤（1920g），黄金一百两（4100g），犀角五两（现以水牛角代，205g），羚羊角屑五两（205g），沉香五两（205g），青木香五两（205g），玄参一斤（640g），升麻一斤（640g），炙甘草八两（328g），丁香一两（41g），朴硝十斤（6400g），硝石四升（800g），麝香五分（2g），朱砂三两（123g）。

用法：石膏、寒水石、磁石、滑石，捣碎，水一斛，煮至四斗，去滓，水牛角屑、羚羊角屑、青木香（捣碎）、沉香（捣碎）、玄参（洗、焙、捣碎）、升麻、甘草（炒）、丁香（捣碎）进前药汁中再煮，取一斗五升，去滓，入朴硝（精者）、硝石（如缺，芒硝亦得）进前药汁中，微火上煎，柳木篦搅不住手，候有七升，投在木盆中，半日欲凝，入麝香当门子（研）、朱砂（飞研）进前药中，搅调令匀，寒之二日。上件药成霜雪紫色即成。每服一钱或二钱，用冷水调下，大人、小儿临时以意加减，食后服。现代做丸药温水送服。一次 1.5 ~ 3g，一日 2 次；周岁小儿一次 0.3g，五岁以内小儿每增一岁递增 0.3g，一日 1 次；五岁以上小儿酌情服用。

【配伍分析】

作者按：该方针对温热病发展过程中，热邪炽盛，内陷心包，伤及津液，引动肝风所致各症，其中营血热毒、邪热炽盛为主要病机。方中寒水石、石膏清热去火、除烦解渴；滑石寒能祛热，滑能开窍，引邪热从小便而去，三石合用，以退壮热而祛烦渴；羚羊角凉肝息风、清热散毒，犀角（水牛角代）清心凉血解毒，且其气清香，寒而不遏，善透包络邪热，羚、犀（水牛角代）并用，为治心营热炽，营热散风之良药；麝香辛温走窜，芳香开窍；黄金、磁石、朱砂重镇安神；升麻、玄参、甘草清火解毒，其中玄参并能养阴生津，甘草兼以和胃安中；沉香、木香、丁香行气化浊，以助麝香芳香开窍；硝石、朴硝清热润燥，通便泻火，导邪热从大便而出。诸药配伍，有清热解毒、息风定惊、开窍安神之效。药成霜雪紫色，其性大寒，故名之曰"紫雪"。

【主治疫病】

1. **暑温**。暑温是感受暑热病邪而引起的一种急性热病。本病发病急骤，传变也较迅速，初起即见壮热、烦渴、汗多、脉洪等气分热盛证候，最易伤津耗气，且多闭窍动风之变。发病有严格的季节性，发生于夏暑当令之时。

2. 传染性非典型肺炎（SARS）。症见发热不明显，喘促明显，倦卧于床，不能活动，不能言语，脉细浅数，无力，面色紫绀；或汗出如雨，四肢厥逆，脉微欲绝。证属邪盛正虚，内闭外脱证。该方在抗击 SARS 中疗效显著。

3. 流行性出血热。症见恶寒发热，头痛，身痛，全身酸楚，微咳，恶心呕吐，神志昏沉，面垢眵多，烦躁不安，舌质红绛。证属热灼营血型。紫雪能阻止病情恶化，使病程缩短。临床观察显示，中医中药治疗流行性出血热，在疗效上是可靠的。

4. 手足口病。症见发热、恶心、疲乏烦躁，口中疼痛，手、足、口腔等黏膜部位疱疹，舌质红，苔薄白，脉浮。证属热邪内陷心包、热盛动风。紫雪丹具有清热开窍、息风止痉之功，能够救急截变，快速控制病情。临床观察显示，紫雪丹可与常用西药联合使用，治疗手足口病疗效确切。

5. 流行性乙型脑炎。症见起病急，有高热、头痛、呕吐、嗜睡等表现。重症患者有昏迷、抽搐、吞咽困难、呛咳和呼吸衰竭等症状。中医药针对乙脑的临床治疗显示出较大优势，通过整理名老中医治疗流行性乙型脑炎的经验，总结出紫雪丹对该病的治疗具有可靠疗效，可以进一步提高乙脑的治愈率。

6. 重症腮腺炎。症见壮热（39℃以上），口渴多饮；食欲不振、呕吐、头痛；腮腺漫肿、胀痛、坚硬拒按；舌红苔黄，脉象滑数。证属热毒蕴结型。紫雪丹能迅速退热，对消除腮腺、颌下腺肿大、脑膜刺激征、血淀粉酶及脑脊液异常等也较快捷，能有效地控制病情发展，缩短病程，对热毒蕴结所致重症腮腺炎及其邪毒内陷心肝证，有釜底抽薪之效。

【临床其他应用】

临床研究表明，用紫雪丹治疗小儿急性化脓性扁桃体炎、急性胰腺炎、急性重度感染性休克、外科感染伤口、热病急症、癫痫、口疮、病毒性脑炎、老年性胃溃疡等皆有疗效。

参考文献

[1] 周方高.宋代农业管理若干问题研究 [M].湖南：湘潭大学出版社，2012.

[2] 靳士英.邓铁涛教授论传染性非典型肺炎 [J].现代医院，2003，3（4）：4-6.

[3] 何承烈.流行性出血热治案 [J].四川中医，1990，8（1）：24.

[4] 宋爱军，王东风.痰热清注射液联合紫雪丹治疗手足口病临床观察 [J].中国中医急症，2014，23（1）：75，84.

[5] 黄素结，敬娇娇.当代名老中医治疗乙脑辨证施治规律探讨 [J].光明中医，2015，30（1）：1-3.

[6] 李蔚青.紫雪丹治疗重症腮腺炎30例临床观察（摘要）[J].济宁医学院学报，2002，25（4）：56.

[7] 路岩莉，孙丹，胡园.紫雪辅助治疗小儿急性化脓性扁桃体炎25例临床观察 [J].河北中医，2013，35（7）：1051-1052.

[8] 谢志豪.中西医结合治疗急性胰腺炎38例 [J].中国中医急症，2003，12（1）：29.

[9] 鄢家苗，许霞.紫雪散、参芪扶正注射液联合西医治疗急性重度感染

性休克疗效观察 [J]. 现代中西医结合杂志，2017，26（36）：4079-4082.

[10] 任金国. 紫雪散治疗外科感染伤口的临床观察 [C] // 2008 年中医外科学术年会论文集. 中华中医药学会外科分会、山东中医药学会外科专业委员会：中华中医药学会，2008：96-97.

[11] 罗秀娟. 紫雪丹治疗急性热症验案 [J]. 陕西中医，1999，（9）：420-421.

[12] 石祥根. 中医药治疗癫痫 365 例临床疗效的观察 [C] 中国中西医结合学会第七届精神疾病学术讨论会论文汇编. 中国中西医结合学会精神疾病专业委员会：中国中西医结合学会，2002：278.

[13] 翟瑞庆，王智林，于德华. 三七紫雪散治疗口疮 100 例 [J]. 四川中医，1997，15（3）：53.

[14] 李瑞，贺耀. 清营汤合紫雪散治愈病毒性脑炎 1 例 [J]. 内蒙古中医药，1995，14（1）：13.

[15] 余文斌. 紫雪散为主治疗 21 例老年性胃溃疡 [J]. 上海中医药杂志，1991，25（1）：29-30.

至宝丹

【立方背景】

至宝丹，最初认为出自宋《太平惠民和剂局方·卷一·治诸风》，原文载："疗卒中急风不语，中恶气绝，中诸物毒暗风，中热疫毒，阴阳二毒，山岚瘴气毒，蛊毒水毒，产后血晕，口鼻血出，恶血攻心，烦躁气喘，吐逆，难产闷乱，死胎不下。以上诸疾，并用童子小便一合，生姜自然汁三五滴，入于小便内温过，化下三圆至五圆，神效。又疗心肺积热，伏热呕吐，邪气攻心，大肠风秘，神魂恍惚，头目昏眩，睡眠不安，唇口干燥，伤寒狂语，并皆疗之。"后认为出自沈括《灵苑方》，言："池州医郑感，庆历中，为予处此方，以屡效，遂编入《灵苑》。"

【药物组成和用法】

组成：生乌犀屑（现以水牛角代，研）、朱砂（研、飞）、雄黄（研、飞）、生玳瑁屑（研）、琥珀（研）各一两（41g），麝香（研）、龙脑（研）各一分（0.4g），金箔（半入药、半为衣）、银箔（研）各五十片，牛黄（研）半两（21g），安息香一两半（62g）。

用法：上丸如皂角子大，人参汤下一丸，小儿量减。现代，将玳瑁、安息香、琥珀分别粉碎成细粉；朱砂、雄黄分别水飞成极细粉；将牛黄、麝香、冰片研细，与上述粉末配研、过筛、混匀。加适量炼蜜制成大蜜丸，每丸重 3g。口服，每次 1 丸，每日 1 次，小儿 3 岁以内每次 0.5g，4 ~ 6 岁每次 1g；或遵医嘱。中成药至宝丹各厂家品质不同，多以人工牛黄、人工麝香代替，并以水牛角或水牛角浓缩粉代替犀角入药。

【配伍分析】

《温病条辨》卷一按："此方荟萃各种灵异，皆能补心体，通心用，除邪秽，解热结，共成拨乱反正之功。大抵安宫牛黄丸最凉，紫雪次之，至宝又次之。主治略同，而各有所长，临用对证斟酌可也。""本方证因痰热内闭，瘀阻心窍所致。痰热扰乱神明，则神昏谵语、身热烦躁；痰涎壅盛，阻塞气道，故喉中痰鸣、辘辘有声、气息粗大；舌绛苔黄垢腻，脉滑数为痰热内闭之象。邪热固宜清解，然痰盛而神昏较重，尤当豁痰化浊开窍，故治以化浊开窍、清热解毒为法。叶桂所谓'舌绛而苔黄垢腻，中夹秽浊之气，急加芳香逐之'即是此义。方中麝香芳香开窍醒神；安息香、冰片（龙脑）辟秽化浊，芳香开窍，与麝香同用，为治窍闭神昏之良药。"

作者按：方中水牛角与麝香相配，清热开窍；冰片与安息香芳香开窍，辟秽化浊，与麝香合用，增强开窍之力；牛黄、生玳瑁清热解毒；朱砂、琥珀镇心安神；雄黄豁痰解毒；方中金箔、银箔，与朱砂、琥珀同用，意在加强重镇安神之力。诸药相伍，共奏清热开窍、化浊解毒之效。"温病三宝"都是大凉之药，临床运用应中病及止。该方可通用于温热疫、暑热疫、湿热疫、寒疫、杂疫之温热毒者，温热毒邪首先犯肺，逆传心包，而出现神昏谵语、高热惊厥者尤宜；寒湿之疫毒，延日传变，痰热内闭扰神者亦可选用。此方开窍醒神之力强，泻火解毒之功著，实为各种疫病发展过程出现上述危重症候的通治之方。

【主治疫病】

主治温病，现代临床用于传染性非典型性肺炎（SARS）、流行性出血热、钩端螺旋体病、流行性脑脊髓膜炎、流行性乙型脑炎、中毒型痢疾、病毒性肝炎、百日咳等传染性疾病。

1. **温病。**包括风温、温热、暑温、伏暑、湿温、寒湿、温疟、冬温、温疫、温毒，症见痰热内闭、神昏谵语、身热烦躁、痰盛气粗，舌红苔垢腻，脉滑数。相当于一切急性外感热病，大多具有传染性和流行性。

2. **传染性非典型肺炎。**肖氏用中医辨证治疗本病 30 例，对其中证属热入营血，蒙蔽清窍者，方选犀角地黄汤合桃红四物汤送服至宝丹，取得较好效果。

3. **流行性脑脊髓膜炎。**症见发热、恶心呕吐、头痛、抽搐及意识障碍，中医辨证属痰热内闭心包证，可用本方治疗。

4. **流行性乙型脑炎。**乙脑的发病是外感暑温时邪而致，因暑为阳邪，其性炎热且猛烈，极易伤津耗气，故病邪侵入后，迅速传入气分，急转营分，甚或逆传心包，热盛则伤阴耗液，肝风内动，热极动风，邪传心包，则见壮热、昏迷、痉厥、惊搐等症，许纪全等用之，临床辨证准确，效如桴鼓。

5. **中毒性痢疾。**中毒性痢疾始动病因虽多为温热毒邪，但邪气深入营血，灼伤气阴，血液为之瘀滞；瘀热互结，蕴毒酿痰，内闭脏腑，导致心、脑、肾等重要脏器的功能严重紊乱，神明失主，而成热毒瘀邪内闭血分、正气耗散的内闭外脱证。治疗当以祛邪为主，即重用清热解毒、活血化瘀之剂，兼以养阴益气，方可化险为夷。本方对解除昏迷、清解热毒效果较好。周炳文治疗中毒性痢疾毒中营血，热入心包者，用清气凉营、息风解毒、醒脑开窍，方如犀角地黄汤合葛根芩连汤，加至宝丹，病愈。

6. 病毒性肝炎。 余氏报道用中药治疗病毒性肝炎 156 例，就其中对于兼湿热炽盛证者，用水牛角、黄连、丹皮、生地黄或至宝丹或安宫牛黄丸，治愈率达 92.4%；谌氏以中西医结合治疗重型肝炎 33 例，对证属邪毒内陷，蒙蔽心窍，用清营汤加至宝丹或安宫牛黄丸或紫雪丹，治愈率达 98.48%。

7. 流行性出血热。 万氏以中西医结合开闭固脱法治疗流行性出血热重度休克 25 例，证见邪毒内闭者，神志昏迷者选用至宝丹，结果显示总治愈率为 88%。

8. 钩端螺旋体病。 邓氏治疗钩端螺旋体病，症见神志不清者加用至宝丸，临床疗效显著。

9. 百日咳。 李氏用此方治疗百日咳 104 例，对重症者出现惊厥昏迷者用至宝丹或安宫牛黄丸，皆治愈。

【临床其他应用】

根据立方背景、药物组成、配伍分析以及临床运用，可试用于新冠肺炎危重型，症见高热不退、神志昏迷。

参考文献

[1] 盛增秀，陈明毅．中国治疫名论名方名案 [M]．北京：人民卫生出版社，2006．

[2] 彭鑫，汤尔群．《温病条辨》凉开三宝在疫病急救中的运用 [J]．中国中医基础医学杂志，2011，17（12）：1309–1310．

[3] 许纪全．小儿乙型脑炎治验 3 则 [J]．中医杂志，2001，42（6）：338–339．

[4] 广东中医学院第三届西医学习中医班二中队五班．中西医结合抢救重症乙脑的体会 [J]．新中医，1973，5（2）：18–19．

[5] 陈锐．周炳文中毒型痢疾治验 [J]．中国社区医师，2012，28（46）：19．

[6] 陈昭定．金厚如治疗病毒性肺炎医案二则 [J]．北京中医，1991，32（1）：6–7．

[7] 万兰清，马超英，耿耘，等．开闭固脱法为主治疗流行性出血热休克 100 例临床研究 [J]．中西医结合实用临床急救，1996，3（4）：151–154．

[8] 谌宁生．中西医结合治疗重症肝炎 33 例临床小结 [J]．江苏中医，1990，22（5）：5–6．

苏合香丸

【立方背景】

苏合香丸出自宋《太平惠民和剂局方·卷三·治一切气》。苏合香丸原只在皇宫流传，乃皇室御药，此事沈括在《梦溪笔谈·卷九》中叙述较详。宋真宗时，太尉王文正公气羸多病，真宗有感于君臣一体，君臣情深，赐王文正一瓶药酒，并令其空腹饮下。真宗云：可以和气血、辟外邪。王文正饮之，果然大觉安健，叩谢真宗隆恩浩荡。真宗大悦曰："此乃苏合香酒，每一斗酒用苏合香丸一两同煮。极能调五脏，却腹中诸疾，每冒寒凤兴，则饮一杯。"随即赐出数盒予近臣。自此大臣百姓之家都效仿制作，苏合香丸因此盛行一时，可谓"御药"飞入寻常百姓家（"自此臣庶之家，皆仿为之"）。

元祐二年（1087），《苏沈良方》记载："两浙疟疾盛作。"在《苏沈良方》中，沈括还列举了用苏合香丸的四则病案为佐证。并在书中总结出苏合香丸不仅适于胸痹心痛重症病人的急救，还可以用于瘟疫中毒等，并特作批注："人家不可无此药，以备急难。"

【药物组成和用法】

组成：白术、青木香、乌犀屑（现以水牛角代）、朱砂（研，水飞）、香附子（炒，去毛）、诃黎勒（煨，去皮）、白檀香、安息香[别为末，用无灰酒一升（702mL）熬膏]、沉香、麝香（研）、丁香、荜茇各二两（82g），龙脑（研）、苏合香油（入安息香膏内）各一两（41g），熏陆香（别研）一两（41g）。

用法：上为细末，入研药匀，用安息香膏并炼白蜜和剂，每服旋丸如梧桐子大，早朝取井华水，温冷任意，化服四丸。老人、小儿可服丸。温酒化服亦得，并空心服之。用蜡纸裹一丸如弹子大，绢袋盛，当心带之，一切邪神不敢近。现代用法：每丸重3g，一次1丸，一日1～2次，口服，温水送下。

【配伍分析】

《古方选注》按："苏合香能通十二经络、三百六十五窍，故君之以名其方，与安息香相须，能内通脏腑；龙脑辛散轻浮，走窜经络，与麝香相须，能内入骨髓；犀角入心，沉香入肾，木香入脾，香附入肝，熏陆香入肺，复以丁香入胃者，以胃亦为一脏也。用白术健脾者，欲令诸香留顿于脾，使脾转输于各脏也。诸脏皆用辛香阳药以通之，独心经用朱砂寒以通之者，以心为火脏，不受辛热散气之品，当反佐之，以治其寒阻关窍，乃寒因寒用也。"

作者按：方中苏合香、安息香善透窍逐秽化浊，开闭醒神；麝香、冰片开窍通闭，辟秽化浊，善通全身诸窍，共为君药。香附、丁香、青木香、沉香、白檀香辛香行气，调畅气血，温通降逆，宣窍开郁，使气降则痰降，气顺则痰消；熏陆香（乳香）行气兼活血，使气血运行通畅，则疼痛可止，共为臣药。本方集十种香药为一方，开窍启闭，为方之主体。荜茇温中散寒，增强诸香药止痛行气开郁之功；心为火脏，不受辛热之气，故配水牛角清心解毒，以防热药上扰神明，其性虽凉，但其气清香透发，寒而不遏；朱砂镇心安神；

白术健脾和中，燥湿化浊；诃黎勒（诃子）温涩敛气，以防辛香走窜耗散太过，共为佐药。诸药合用，既可加强芳香开窍与行气止痛之效，又可防止香散耗气伤正之弊，配伍极为得当。本方的主要作用在于通关辟邪，祛秽解毒，开窍醒神，药性偏于辛温走窜，故宜于秽浊夹痰蒙闭神窍的寒闭。

【主治疫病】

原文记载本方"疗传尸骨蒸，肺痿疰忤，鬼气卒心痛，霍乱吐利，时气鬼魅瘴疟，赤白暴利，瘀血月闭，痃癖丁肿惊痫，鬼忤中人，小儿吐乳，大人狐狸"等病。约相当于现代医学的肺结核、腹中癖块、冠心病、中风、疟疾、痢疾等。多因秽浊停聚，蒙闭神窍所致，表现为神识昏蒙，肢厥，恶心呕吐，腹胀腹痛拒按，或胸部、脘痛疼痛剧烈或疼痛久而不止，或突然出现口眼㖞斜，言语不利，半身不遂，甚者不省人事等。

现临床报道可用于治疗流行性乙型脑炎、传染性非典型肺炎、流行性出血热等寒闭证。因其长于辟秽解毒，故可用于疫病危重症的通治方。《新型冠状病毒肺炎诊疗方案（试行第六版）》亦推荐重症期表现为内闭外脱之象者用人参15g，黑顺片10g（先煎）、山茱萸15g送服苏合香丸。

1. 流行性乙型脑炎。 症见发热 39 ~ 40℃，不恶寒，烦躁不安，循衣摸床，有昏睡或谵语等症。痛觉虽未完全消失，但已迟钝。两目直视，颈项强直，并有惊厥或搐搦，或痰多气急，大便秘结，或反溏干，小便不利短赤等症。苔黄或白腻，脉弦大而数，或细而数。以清凉重剂白虎汤解热存阴，苏合香丸芳香开窍，根据具体情况，亦可用神犀丹、清营汤等。

2. 传染性非典型肺炎。 症见发热不明显，喘促明显，倦卧于床，不能活动，不能言语，脉细浅数，无力，面暗唇绀；或见汗出如雨，四肢厥逆，脉微欲绝。证属邪盛正虚，内闭外脱。治以益气固脱，或兼以辛凉、辛温开窍。广东省中医院《传染性非典型肺炎中医辨治方案》推荐寒厥者用大剂量参附注射液静脉点滴，并用参附汤送服苏合香丸。林琳等报道中西医结合治疗传染性非典型肺炎 103 例，极期（高峰期）属寒厥者亦选用参附注射液 20 ~ 100mL/d，分次静脉滴注或静脉推注；红参 10g，炮附子 6 ~ 10g，煎汤送服苏合香丸半丸，每天 1 ~ 2 次。

3. 流行性出血热。 症见身热烦躁，面浮肢肿，神识昏蒙或神昏谵语，无汗，肢厥，恶心呕吐，腹胀腹痛拒按，二便闭，舌质红绛，苔白腻，脉沉伏。证属寒湿内闭。治以开闭祛邪为主，湿毒内闭，以宜畅三焦方（自拟方，药用麻黄、杏仁、桔梗、藿香、大腹皮、木香、茯苓、泽泻、猪苓等）为主方，兼寒者配以苏合香丸。结果显示：在纠正水、电解质紊乱，维持酸碱平衡，必要时输鲜血或血浆，补充白蛋白等基础疗法下，治疗组有效率达 97.17%，高于对照组（84.91%，西医常规抗休克综合治疗）。

【临床其他应用】

大量现代药理研究表明苏合香丸有抗血小板凝集，保护心肌，抑制血管收缩，抗炎镇痛等作用，临床可用于治疗心绞痛、冠心病。还可治疗中风、急性胆绞痛、蛔厥证、急性胸腹痛等疾病；与橄榄油混合后外用，可治疗疖疮、伏蛔、下蛔、小儿腹胀、产妇产后渴不欲食，以及面瘫、颌下腺结石等。

参考文献

[1] 上海市立传染病医院中医科.中医治疗 28 例流行性乙型脑炎总结报道 [J].上海中医药杂志，1958，（7）：19-28.

[2] 唐光华，林琳，何德平，等.60 例传染性非典型肺炎中医四诊动态分布特点初步总结——附广东省中医院传染性非典型肺炎中医辨治方案 [J].中国医药学报，2003，18（5）：259-262+319.

[3] 林琳，韩云，杨志敏，等.中西医结合治疗非典型肺炎 103 例临床观察 [J].中国中西医结合杂志，2003，23（6）：409-413.

[4] 马超英，万友生，万兰清.开闭固脱法治疗流行性出血热低血压休克的临床研究 [J].中国医药学报，1991，6（5）：12-15+66.

[5] 陈锐.苏合香丸临床应用解析 [J].中国社区医师，2011，27（11）：16.

[6] 焦树德.简述心绞痛的辨证论治 [J].上海中医药杂志，1964，（2）：20-22.

[7] 刘燕池.冠状动脉硬化性心绞痛一例治验 [J].中医杂志，1964，5（6）：12-13.

[8] 冷伟.苏合香丸治疗急性中风 108 例 [J].中国药物经济学，2012，7（4）：132-133.

[9] 邓铁涛，杨甲三，朱良春，等.中风证治 [J].中医杂志，1986，27（4）：7-12.

[10] 黄成钰.苏合香丸治疗胆绞痛 50 例疗效观察 [J].浙江中西医结合杂志，1996，6（1）：19-20.

[11] 廖圆月，张丽慧，袁铭铭，等.枫香树属植物药理活性及临床应用进展 [J].江西中医药大学学报，2016，28（3）：99-102.

太乙玉枢丹

【立方背景】

太乙玉枢丹最早见于宋·王璆（生卒年不详）《是斋百一选方·卷十七》（成书于1196年），原名神仙解毒万病圆，原书载"喻良能方，葛丞相传"，赞其"凡居家，或出入，不可无此药，真济世卫家之宝"，称其能"解一切药毒，恶草、菰子、菌蕈、金石毒，吃自死马肉、河豚发毒，时行疫气，山岚瘴疟，急喉闭，缠喉风，脾病黄肿，赤眼，疮疖，冲冒寒暑，热毒上攻；或自缢死，落水、打折伤死，但心头微暖，未隔宿者，并宜用生姜、蜜水磨一粒灌之，须臾复苏"。后世有许多医书皆转引此方，又名紫金锭、神仙追毒圆、圣授丹、玉枢丹等，药味、药量略有增损，主治亦稍有出入。

清·王孟英《随息居重订霍乱论·第四药方篇·方剂》引此方以治"诸痧霍乱"。王氏自序曰："今（清同治元年，即1862年）避乱来上海，适霍乱大行，司命者罔知所措，死者实多。元和金君簠斋，仁心为质，恻然伤之，遍搜坊间《霍乱论》，欲以弭乱，而不能多得。闻余足迹，即来订交，以为登高之呼。"清光绪廿八年（1902）湖北官书局重刻《随息居重订霍乱论》，卫生子在卷前题有《翻刻＜随息居重订霍乱论＞缘起》，其曰："嗟乎！为人子者不可以不知医，涉猎方书，兼怀利济，亦士夫所应尔。但恐好仁不好学，漫无别白，轻行刊送，宜乎流毒无穷，每适疫疠之年，死之接踵也。（如此书所载，上海霍乱盛行，医者茫然，竟有令人先服姜汁一盏者，有以大剂温补主治者，皆刊印遍贴通衢，病家信之，死者日以千计。）今岁气颇乖渗，炎夏霍乱盛行，武汉尤甚，医者不得其法，告毙者多。遍搜坊间，霍乱书苦无善本。惟王梦隐此书，分别寒热，审因用法，相证处方，绝不偏执，尚为可法。因请徐稚苏观察发官书局重刊，果人置一编，细心读之，化其专执附桂之见，活泼泼地，不拘一方，总以审因相证为本，庶生灵鲜有夭札，共返太和之天。"

《随息居重订霍乱论》为治瘟疫之书，其中太乙玉枢丹亦以治瘟疫为主，且以"太乙玉枢丹"为名，故本书所取《随息居重订霍乱论》之太乙玉枢丹。

【药物组成和用法】

组成：山慈菇（去皮，洗净，焙）、川文蛤（即五倍子，捶破洗，刮内桴）、千金子（即续随子，去油，取净霜）各二两（82g），红芽大戟（洗、焙）一两（41g），当门子（即麝香）三钱（12g）。

用法：上五味，先将慈、蛤、戟三味研极细末，再入霜、香研匀，糯米汤调和，干湿得宜，于辰日净室中，木臼内杵千余下，每料分四十锭，故亦名紫金锭。再入飞净朱砂、净明雄黄各五钱尤良。或以加味者杵成薄片，切而用之，名紫金片。每服一钱，凉开水调下。孕妇忌之，又不可与甘草药同进也。现代可做丸药温水送服。

【配伍分析】

作者按：方中山慈菇辛寒，有清热解毒之功，又可消痰毒，《本草新编》曰："此物玉枢丹中为君，可治怪病。大约怪病多起于痰，山慈菇正消痰之圣药，治痰而怪病自可除也。或疑山慈菇非消痰之药，乃散毒之药也。不知毒之未成者为痰，而痰之已结者为毒，是痰与毒，正未可二视之也。"大戟甘苦大寒，泻水逐饮，《本草纲目》曰："大戟能泻脏腑之水湿。""痰之本，水也，湿也。"助山慈菇解毒消痰。千金子（即续随子）辛温，能消瘀逐水，《本草图经》云："续随下水最速。"三药合用共奏解毒除湿逐痰之功，且山慈菇、千金子味皆辛，有发散之功，故又可散表邪。当门子（即麝香）辛香温，能辟秽化浊，开窍醒神，《神农本草经》曰："主辟恶气，杀鬼精物。"辛温又可驱散表邪，《黄帝内经》曰"发表不远热"是也。五倍子酸涩寒，火热之邪最易耗散元气，五倍子酸涩收敛，可防元气为火热所动，耗散太过以致厥脱。诸药相伍共奏清热解毒，逐秽化浊，散邪醒神之功。

【主治疫病】

《随息居重订霍乱论·第四药方篇·方剂》按：太乙玉枢丹"治诸痧霍乱，疫疠瘴气，喉风五绝，尸疰鬼胎，惊忤癫狂，百般恶证，及诸中毒，诸痛疽，水土不服，黄疸鼓胀，蛇犬虫伤，内服外敷，功难殚述，洵神方也"。

现代临床常用于治疗流行性脑脊髓膜炎、细菌性痢疾、流行性腮腺炎、麻疹等传染性疾病。

1. 湿热疫、暑热疫或温热疫。证属湿热秽毒，痰火炽盛，或尚有表证，或神昏者。

2. 诸痧霍乱、疫疠瘴气等。瘴气是中国南方山林荒野特有的病邪之统称，包括疟邪等。瘴气为病症名，温病之一。感受山林间湿热瘴毒所致，多见于南方。

3. 流行性脑脊髓膜炎。症见发热，恶寒或寒战，无汗或有汗，全身酸痛，头痛项强，恶心呕吐，口微渴，或见咳嗽，嗜睡，或烦躁不安，皮下斑疹隐隐，舌质略红或正常，苔白或微黄，脉浮数或弦数。

4. 细菌性痢疾。症见发病急骤，寒战壮热，口渴，汗出喘息，头痛烦躁，甚则神昏抽搐，精神萎靡，面色青灰，四肢厥冷，伴有下痢脓血，舌质红绛，苔黄，脉滑数或沉伏。

5. 流行性腮腺炎。症见壮热烦渴，腮肿拒按，心烦恶心，便干尿赤，舌红苔黄，脉滑数或弦数或洪数，属热毒。

6. 麻疹。症见发热持续，起伏如潮（谓之"潮热"），每潮一次，疹亦随之外出，口渴引饮，目赤眵多，咳嗽加剧，烦躁或嗜睡，舌红，苔黄，脉数。

何廉臣谓"玉枢丹尤为解毒辟秽之要药""善解温毒"。慎用或禁用于寒疫，杂疫应用时应根据疫邪性质，增损使用。

【临床其他应用】

太乙玉枢丹还用于治疗亚急性甲状腺炎、多发性骨髓瘤并带状疱疹、霰粒肿、痛风性关节炎、宫颈高危型HPV感染、癌性胸腹水、结节性红斑、淋巴结炎、肛窦炎、急性前列腺炎、扁平疣、急性化脓性感染、慢性重型肝炎、肝窦炎、霉菌性阴道炎等疾病。

参考文献

[1] 张孝秩，顾恩全，屠光英，等 ."玉枢丹"对流行性脑脊髓膜炎的疗效及其抗菌作用的研究 [J]. 上海中医药杂志，1963，（6）：11-14.

[2] 曲世华 . 紫金锭、精黄片、新清宁片临床新用途 [J]. 中国社区医师，2009，25（9）：21.

[3] 刘宏珍，张国雄 . 仙方活命饮与紫金锭内外合治流行性腮腺炎临床对照研究 [J]. 中国现代医药杂志，2007，9（6）：90-91.

[4] 杨伯勤 . 麻疹治验 [J]. 江西医药，1963，（11）：23-24.

[5] 黄少芳，杨俏雯，赵玲，等 . 外用紫金锭加四黄水蜜治疗亚急性甲状腺炎临床疗效回顾性分析 [J]. 新中医，2018，50（9）：65-67.

[6] 田遂芬，何晓玲 . 炉甘石与紫金锭联合治疗多发性骨髓瘤并带状疱疹的疗效观察 [J]. 实用临床护理学电子杂志，2017，2（25）：40+45.

[7] 汤小云，屈珺 . 中药联合紫金锭外敷治疗儿童霰粒肿疗效观察 [J]. 云南中医中药杂志，2016，37（12）：40-41.

[8] 马淑云 . 紫金锭联合定痛汤外敷内服治疗痛风性关节炎的疗效分析 [J]. 内蒙古中医药，2016，35（13）：18-19.

[9] 黄琦，胡樱，黎波，等 . 锡类散联合紫金锭治疗宫颈高危型 HPV 感染 30 例 [J]. 江西中医药，2016，47（8）：65-66.

[10] 杨宏光 . 紫金锭外敷联合香菇多糖腔内注射治疗癌性胸腹水 28 例 [J]. 光明中医，2015，30（4）：772-774.

[11] 陈潍，胡素叶，李领娥 . 仙方活命饮合紫金锭治疗结节性红斑 38 例临床观察 [J]. 中国医药导刊，2009，11（9）：1515+1518.

[12] 万圆圆 . 紫金锭和金黄散外敷治疗淋巴结炎 2 例 [J]. 中国民间疗法，2007，15（8）：17.

[13] 乔加明 . 三黄栀香汤配合玉枢丹治疗肛窦炎 57 例 [J]. 吉林中医药，

2005，25（4）：22.

[14] 唐礴，杜位良，万川.中西医结合治疗急性前列腺炎疗效观察 [J]. 中国中医急症，2004，13（6）：364-365.

[15] 徐凤荣.紫金锭研碎加白醋治疗扁平疣 30 例临床观察 [J]. 齐鲁护理杂志，2004，10（6）：429.

[16] 杜春花.紫金锭治疗急性化脓性感染 49 例 [J]. 山西中医，2002，18（S1）：35.

[17] 谭兰香，来加珊，张英，等.紫金锭合专方加减治疗早中期慢性重型肝炎的临床研究 [J]. 中西医结合肝病杂志，2002，12（1）：15-16.

[18] 乔加明.三黄栀香汤配合玉枢丹治疗肝窦炎 57 例 [J]. 安徽中医临床杂志，2001，13（5）：338.

[19] 张燕昇.紫金锭治疗霉菌性阴道炎 50 例 [J]. 江苏药学与临床研究，2000，7（2）：33-34.

[20] 王璆.是斋百一选方 [M]. 上海：上海科学技术出版社，2003.

[21] 王孟英.随息居重订霍乱论 [M]. 北京：中国中医药出版社，2008.

[22] 凌一揆，颜正华，林乾良，等.中药学 [M]. 上海：上海科学技术出版社，1984.

[23] 刘金星.中西医结合传染病学 [M]. 北京：中国中医药出版社，2005.

不换金正气散

【立方背景】

不换金正气散出自宋《太平惠民和剂局方·卷二·治伤寒·吴直阁增诸家名方》，原书载："治四时伤寒，瘴疫时气，山岚瘴气。寒热往来，五膈气噎，行步喘乏，或霍乱吐泻，脏腑虚寒，下痢赤白，并宜服之。"此方在《古今医统大全·卷七十六》《外科精要·卷下》等历代医籍中多次出现，载不换金正气散治瘴疟，或疫疠等病。药味稍有出入，但所治病证相同。

【药物组成和用法】

组成：厚朴（去皮，姜汁制）、藿香（去枝土）、甘草（爁）、半夏（煮）、苍术（米泔浸）、陈皮（去白）各等分。

用法：上等分为剉散，每服三钱（12g），水一盏半，生姜三片，枣子二枚，煎至八分，去滓，食前稍热服。忌生冷油腻毒物。现代水煎服。

【配伍分析】

《医方考》按："山岚瘴气，谷气也。《内经》曰：谷气通于脾，故令人不服水土而坏腹。是方也，苍术、浓朴、陈皮、甘草，前之平胃散也，可以平湿土敦阜之气而消岚瘴。乃半夏之燥，所以醒脾；藿香之芬，所以开胃。方名曰正气者，谓其能正不正之气故尔！"

作者按：此方化湿而醒脾胃，方中厚朴辛温燥湿温中，下气除满，配伍姜汁令其温中的作用加强；苍术燥湿健脾，用米泔水浸可以缓和燥烈性，增强健脾作用；陈皮散寒，燥湿，利气，去皮内之白，取其性更专且纯；"发瘴之地，地土卑薄，阴湿之气恒盛，四时多热，阴燠之气恒泄，湿气盛则脾胃伤，阳气泄，则脾胃冷"，故方中配伍藿香、半夏，藿香芳香化湿、辟秽除瘴，半夏化痰降逆止呕。甘草补中益气、调和诸药。诸药合用，具有和脾胃、止吐泻、温中、下痰饮之功效。该方在用药特点上，方中用苍术、藿香芳香化湿，苍术偏于止泻，藿香偏于止呕；厚朴、陈皮理气化湿，厚朴偏于下气，陈皮偏于调中；半夏苦温醒脾燥湿；甘草益气和中，方药相互为用，以行气化湿，和胃止呕为主。在用量特点方面，方中用药 6 味，芳香化湿药 2 味，苍术、藿香；理气化湿药 2 味，厚朴、陈皮；苦温燥湿湿药 1 味，半夏；益气药 1 味，甘草；其用量比例是 2：2：1：1，从用量分析方药主治，病是脾胃寒湿证。

【主治疫病】

1. **瘴气**。瘴气，指南方山林中湿热蒸郁能致人疾病的有毒气体，多指是热带原始森林里动植物腐烂后生成的毒气。

2. **疟疾**。疟疾是因感受疟邪，邪正交争引起的以寒甚热微或但寒不热，呕吐腹泻，神昏谵语，苔白腻，脉弦为主要特征的传染病。

3. **痢疾**。相当于西医的细菌性痢疾、阿米巴痢疾。痢疾是因外感时邪疫毒，内伤饮食不洁引起的急性传染病，症见痢下赤白黏冻，白多赤少，或纯白冻，伴有腹痛，里急后重，饮食乏味，胃脘饱闷，头重困重，舌淡苔白腻，脉濡缓。

4. 霍乱。霍乱是因摄入的食物或水受到霍乱弧菌污染而引起的一种急性腹泻性传染病。病发高峰期在夏季，能在数小时内造成腹泻脱水甚至死亡。症见寒甚热微或但寒不热，呕吐腹泻，神昏谵语，苔白腻，脉弦。方以青蒿素合加味不换金正气散。

【临床其他应用】

研究发现，不换金正气散对慢性浅表性胃炎、溃疡性结肠炎（脾虚湿蕴证）、感染性腹泻（湿蕴脾胃证）及化疗相关性腹泻、肠易激综合征（寒湿蕴脾证）、口臭具有一定临床效果。

参考文献

[1] 太平惠民和剂局.太平惠民和剂局方[M].北京：人民卫生出版社，2007.

[2] 徐春雨.古今医统大全[M].北京：人民卫生出版社，1991.

[3] 陈自明.外科精要[M].北京：中国医药科技出版社，2019.

[4] 脱脱.宋史[M].北京：中华书局出版社，1985.

[5] 沈括，苏轼.苏沈良方[M].北京：中国古籍出版社，2009.

[6] 张伯臾.中医内科学[M].北京：人民卫生出版社，1988.

防风通圣散

【立方背景】

防风通圣散出自金·刘完素（1110—1200）《黄帝素问宣明论方·卷三·风门》，刘氏认为六气皆可化火，重视阳气怫郁，治法善用辛苦寒药，以宣之、清之、通之，后人称其为"寒凉派"，防风通圣散即是这一治法的代表方剂之一。

【药物组成与用法】

组成：防风、川芎、当归、芍药、大黄、薄荷叶、麻黄、连翘、芒硝各半两（21g），石膏、黄芩、桔梗各一两（41g），滑石三两（123g），甘草二两（82g），荆芥、白术、栀子各一分（0.4g）。

用法：上为末，每服二钱（8g），水一大盏，生姜三片，煎至六分，温服。现代用水丸，每服6g，日服2次；或汤剂，水煎服。

【配伍分析】

《医方集解·表里之剂》按："此足太阳、阳明表里血气药也。防风、荆芥、薄荷、麻黄轻浮升散，解表散寒，使风热从汗出而散之于上；大黄、芒硝破结通幽。栀子、滑石降火利水，使风热从便出而泄之于下。风淫于内，肺胃受邪，桔梗、石膏清肺泻胃。风之为患，肝木受之，川芎、归、芍和血补肝。黄芩清中上之火，连翘散气聚血凝，甘草缓峻而和中（重用甘草、滑石，亦犹六一利水泻火之意），白术健脾而燥湿。上下分消，表里交治，而能散泻之中，犹寓温养之意，所以汗不伤表，下不伤里也。"

作者按：民间俗语"有病无病，防风通圣"，这句话说明了防风通圣散用途之广，集防与治于一体。清代名医王旭高度评价此方，谓："此为表里、气血、三焦通治之剂，汗不伤表，下不伤里，名曰通圣，极言其用之效耳。"由于该方卓越的临床疗效，故为历代医家所推崇，攻邪派宗师张子和即用此方治疗面肿风，还配汗、下、吐之法治高年暴发狂症。《成方切用》利用本方化裁治疗风热抽搐，手足瘛疭，大便秘结，邪热暴甚，肌肉蠕动等一切风热证。《外科正宗》《外科理例》《名医杂著》《疡科心得集》《名医方论》等书籍皆有本方的记载。1977年版和1985年版《中国药典》收载了此方。正如雷丰《时病论》曰："主治甚多，不能尽此，其药味表里气血皆备。"故有"防风通圣治百病"之说。防风通圣散为表里双解之剂，由防风、荆芥、连翘、麻黄、薄荷、川芎、当归、白芍、白术、山栀、大黄（酒蒸）、芒硝、石膏、黄芩、桔梗、甘草、滑石、生姜18味药组成。方中防风、麻黄、荆芥、薄荷叶疏风解表，使表邪从汗而解；大黄、芒硝泄热通便，使热从大便而解，滑石、栀子清热利湿，引热从小便而出，四药合用，使里热从二便分消；连翘、石膏、黄芩、桔梗清热解毒，四药合用，以清肺胃之热；川芎、当归、芍药养血和血，既可防火热邪气耗气伤阴之弊，又可防汗下伤正；白术、甘草、生姜健脾和胃，以防方中大量苦寒之药伤胃，影响脾运。本方集汗、下、清、利于一方，分消表里热邪，不但能祛风解表，还能清除里热，属于表里双解剂；不但能补气还能调血，为气血双调方。总体配伍严谨，祛邪不伤正，扶正不碍邪，共奏疏风解表、清热通里之功。

【主治疫病】

主治由外感风邪，内有蕴热，表里皆实而引起的疫病。现代临床常用于治疗丙型肝炎、手足口病、水痘、带状疱疹、麻疹合并肺炎、流行性脑炎、细菌性痢疾等传染性疾病。

1. **丙型肝炎**。症见全身乏力，食少纳差，睡眠不稳，心烦易怒，皮肤时有痒疹，头面痛痒，疖子反复，大便初（稍）干结，小便黄赤，口苦咽干，舌胖暗红，苔黄略干，脉弦数而浮。当属风邪湿热兼毒，以防风通圣散加味治之。李建鸿等运用本方治疗乙型肝炎慢加重性肝衰竭早期患者，也取得较为满意的效果。

2. **手足口病**。症见发热，手、足、口腔、肛周等部位的皮疹或疱疹，舌红苔黄，脉浮数。证属风热壅盛。联合利巴韦林治疗手足口病能明显改善临床症状，安全性较高，无明显不良反应。

3. **水痘**。症见高热，烦躁，口渴，水痘分布密集，疱浆浑浊，大便干结，小便黄赤，舌红绛，苔干黄糙，脉洪数。多为外感热毒、内蕴湿热所致。采用防风通圣散加减配合阿昔洛韦治疗水痘，可快速缓解临床症状，有效缩短退热时间和皮疹消退时间的效果。

4. **带状疱疹**。症见皮损处可见密集成簇的水疱，成带状排列，色红，疼痛明显，有灼热感，烦躁，口苦，大便干结，舌红苔黄厚腻，脉弦数。证属湿热毒盛型，运用本方治疗，效果显著。

5.其他传染性疾病。研究发现，防风通圣散对治疗麻疹合并肺炎、流行性脑炎、细菌性痢疾有一定效果。

【临床其他应用】

据文献报道，防风通圣散可用于治疗颜面部激素耐药型过敏性皮炎、荨麻疹、痤疮、银屑病、支气管哮喘、鼻窦炎、便秘、肥胖症、高脂血症、非酒精性脂肪肝、急性湿疹扁桃体炎等疾病。

参考文献

[1] 何钱.浅论防风通圣散[N].中国中医药报，2018-01-25（004）.

[2] 何钱.防风通圣散治疗丙型肝炎[N].中国中医药报，2017-11-10（005）.

[3] 李建鸿，蒋开平，邱腾宇，等.防风通圣散对乙型肝炎慢加急性（亚急性）肝衰竭早期的临床干预研究[J].中西医结合肝病杂志，2018，28（1）：20-22.

[4] 梁晓华，黄肇娟.防风通圣颗粒联合利巴韦林治疗手足口病的临床疗效分析[J].数理医药学杂志，2017，30（7）：1043-1044.

[5] 邓元将.防风通圣散加减治疗水痘80例临床观察[J].内蒙古中医药，2015，34（1）：23.

[6] 金翠萍.防风通圣散治验2则[J].内蒙古中医药，1996，15（S1）：116.

[7] 刘玉良，张栋，叶小梦.防风通圣散加减治疗颜面部激素耐药型过敏性皮炎临床研究[J].中医学报，2016，31（10）：1582-1585.

[8] 彭昭宣，米绍平，汪静.防风通圣散临床应用概况[J].辽宁中医药大学学报，2014，16（2）：144-146.

[9] 吴丽娜，薄潜，孙力华.防风通圣散治疗急性湿疹扁桃体炎的临床应用[J].黑龙江医学，1995，19（10）：18.

普济消毒饮

【立方背景】

普济消毒饮出自金·李杲（1180—1251）《东垣试效方·卷九·杂方门·时毒治验》。原文记载："泰和二年，先师以进纳监济源税，时四月，民多疫疠，初觉憎寒体重，次传头面肿盛，目不能开，上喘，咽喉不利，舌干口燥，俗云大头天行，亲戚不相访问，如染之，多不救。"

【药物组成和用法】

组成：黄芩、黄连各半两（15g），人参三钱（9g），橘红（去白）、玄参、生甘草各二钱（6g），连翘、鼠黏子、板蓝根、马勃各一钱（3g），白僵蚕（炒）七分（2g），升麻七分（2g），柴胡二钱（6g），桔梗二钱（6g）。

用法：上药为细末，服饵如前法，或加防风、薄荷、川芎、当归身，㕮咀，如麻豆大，每服秤五钱，水二盏，煎至一盏，去滓，稍热，时时服之。食后如大便硬，加酒煨大黄一钱或二钱以利之。现代水煎服，或颗粒冲服。

【配伍分析】

《景岳全书》按：夫身半以上，天之气也，身半以下，地之气也。此邪热客于心肺之间，上攻头目而为肿盛，以承气下泻胃中之实热，是诛罚无过，殊不知适其所致为故。遂处方，用黄芩、黄连苦寒，泻心肺间热以为君；橘红苦辛，玄参苦寒，生甘草甘寒，泻火补气以为臣；连翘、鼠黏子、薄荷叶苦辛平，板蓝根味苦寒，马勃、白僵蚕味苦平，散肿消毒、定喘以为佐；新升麻、柴胡苦平，行少阳、阳明二经不得伸；桔梗味辛温为舟楫，不令下行。共为细末，半用汤调，时时服之，半蜜为丸，嚼化之，服尽良愈。

作者按：普济消毒饮是治疗大头瘟的名方。大头瘟，现代医学认为是病毒感染，与流行性腮腺炎等疾病相似。中医认为，本病病机中既涉及内有蕴热的内因，又包括感受风热疫毒的外因，为疫疠毒邪壅于肺胃，发于头面所致。疫疠之邪外袭，故在疾病初起阶段有恶寒发热的表现。继而头面风热疫毒搏结气血，腐败血肉，可见头面红肿焮痛，肿势加重，导致目不能开，咽喉肿结，甚至滴水不进。针对其外有风热疫毒、内有蕴热的病机，本方采用清热解毒与疏风散邪并用的治疗方法。方中主用黄芩、黄连清热解毒，分治肺胃热毒，并以酒制药，取其上行之性，以使药力达于头面，治疗形成大头瘟的内在热毒。配伍牛蒡子、薄荷、连翘、僵蚕，既能加强解毒作用，又有疏散风邪的作用。大头瘟的主要症状是头面红肿焮痛、目不能开、咽喉不利，肿结症状明显，因此配伍板蓝根、马勃、玄参、桔梗，既能解毒，又能清利咽喉而散结。因为温热病邪致红肿热痛，尤其到后期化为脓血，既搏结气血，也影响了津液的运行，所以用陈皮理气化湿，有助于消肿，并且气机调顺，邪气易除。方中还配伍升麻、柴胡，既能清解热毒，又可借其升散之性引药上行于头面，同时还能升阳散火，取"火郁发之"之义。由于全方用药偏于苦寒，故佐用甘草缓和药性，保护脾胃，调和诸药。总之，本方的配伍特点是清疏并用、升降同施。清疏并用是清热解毒与疏散透邪相结合，升降同施是芩连的苦寒降火与升柴的升阳散火相结合。临床运用以"头面肿盛"和"咽喉不利"八个字为要点。普济消毒饮治疗头部或颈部属于热毒炽盛所致得的各种疾病，是不可多得的良方，病位在头颈部，病性为热毒，均可用之，随症加减，疗效甚佳。

【主治疫病】

原书载治疗大头瘟（又称大头病、大头风、虾蟆瘟、大头天行等）。现代临床常用于治疗流行性出血热、流行性感冒、手足口病、带状疱疹、小儿传染性单核细胞增多症等传染性疾病。

1. **大头瘟**。相当于流行性腮腺炎，是因感受天行邪毒侵犯三阳经络而引起的以头面焮红肿痛、发热为主要特征的温疫病，该病具有较强的传染性。症见高热不退，两侧腮部疼痛难忍，肿胀严重，坚硬如石，心中烦躁不安，或伴有头痛如裂，食少纳呆，恶心呕吐，肌肉酸痛，便秘溲赤。证属热毒蕴结型。可单独本方使用，或合用银翘散，或配用青黛散、大黄膏、玉露膏等外用药，或与利巴韦林、α-干扰素等西药联合使用。由于方中僵蚕极易引起变态反应，常以消肿止痛的赤芍代之，临床治疗上广为流行。

2. **流行性出血热**。症见全身中毒症状，如畏寒、高热、全身痛、头痛、眼眶痛、腰痛、口干、口渴、食欲减退、恶心呕吐、身困乏力等，毛细血管中毒症状，如面、颈、胸部潮红，呈酒醉貌，眼睑浮肿球结膜充血、水肿，软腭、腋下、胸背部出血点等。在治疗出血热发热期的临床观察中，普济消毒饮组疗效显著优于西药组。

3. **流行性感冒**。症见急起畏寒、高热、头痛、头晕、全身酸痛、乏力等中毒症状，可伴有咽痛、干咳、流鼻涕、流泪等呼吸道症状，少数病例有食欲减退，伴有腹痛、腹胀、呕吐和腹泻等消化道症状。普济消毒饮治疗组的证候疗效、症状疗效均显示出良好效果，优于奥司他韦对照组。

4. **手足口病**。症见疲乏烦躁，中、高热，口中疼痛，舌质红，苔薄白，脉浮。证属热毒蕴结型。辨证精准，效如桴鼓。

5. **其他传染性疾病**。如带状疱疹、小儿传染性单核细胞增多症等。

【临床其他应用】

临床研究发现，普济消毒饮还可用于治疗多种热性皮肤病、扁桃体炎、急性病毒性心肌炎、亚急性甲状腺炎、放射性口腔黏膜反应、花粉过敏、鼾症（火郁咽喉证）、周围性面瘫急性期、急性病毒性上呼吸道感染等，而且降脂降糖具有一定效果。

参考文献

[1] 李成宾，侯静静，冯芬.普济消毒饮加减治疗流行性腮腺炎 78 例 [J].光明中医，2014，29（8）：1657–1658.

[2] 胡元奎.普济消毒饮治疗 435 例发热期流行性出血热临床观察 [J].陕西

中医，1984，5（3）：16–18.

[3] 王燕，咸庆飞．普济消毒饮治疗流感临床疗效分析 [J]. 中国中医基础医学杂志，2013，19（4）：474–475.

[4] 冷少光．普济消毒饮加味治疗热性皮肤病验案 [J]. 中外医疗，2009，28（27）：108.

[5] 杨月萍．普济消毒饮联合伐昔洛韦治疗头面部带状疱疹临床疗效观察 [J]. 吉林医学，2013，34（20）：4056–4057.

[6] 刘擎，朱德才，邓庆平，等．普济消毒饮治疗急性扁桃体炎 35 例 [J]. 中国中医急症，2010，19（11）：1958.

[7] 王晶，周志添．普济消毒饮治疗急性病毒性上呼吸道感染临床研究 [J]. 辽宁中医药大学学报，2015，17（11）：165–166.

人中黄丸

【立方背景】

人中黄丸出自元代·朱震亨（1281—1358）《丹溪心法·卷一·瘟疫五（附大头天行病）》，原书载："瘟疫，众人一般病者是，又谓之天行时疫。治有三法，宜补、宜散、宜降，热甚者加童便三酒中。"

【药物组成和用法】

组成：大黄三两（111g），黄芩、黄连、人参各一两（37g），人中黄、苍术、桔梗、滑石各二两（74g），防风五钱（20g），香附一两五钱（57g）。

用法：上为末，神曲糊丸。每服六七十丸，分气血与痰，作汤使。气虚者，四君子汤；血虚者，四物汤；痰多者，二陈汤送下；热甚者，童便下。现代口服，温水送下。

造人中黄法：冬月以竹一段，刮去青，留底一节，余节打通，以大甘草纳竹筒内，以木塞其上窍，以有节一头插于粪缸中，浸一月取出，晒干听用，名曰人中黄，大治疫毒。

如无人中黄，用粪缸岸代之，或朱砂、雄黄为衣亦好。

【配伍分析】

《张氏医通》按："此方专以伊尹三黄，大解湿热疫疠之邪；其奥妙全在人中黄一味，以污秽之味，同气相求，直清中上污秽热毒；合滑石、益元之制，则兼清渗道；用苍术、香附者，宣其六气之郁也；用桔梗者，清其膈上之气也；用防风者，开其肌腠之热也；十味去邪散毒药，不得人参鼓舞其势，无以逞迅扫之力也；用神曲为丸者，取其留中而易化也。"

　　作者按：本方中重在一味药，即人中黄，苦寒无毒，入胃经（一作入心经）。《本草汇》言："止大热狂渴，消痘疮血热，解百毒，降阴火。"《雷公炮制药性解》："主天行狂热，阴虚燥热，解一切毒，疗一切疮，埋土年久者佳。"《本草害利》亦曰："清痰火，消食积，大解五脏实热，治阳毒发狂，清痘疮血热，解百毒，敷疔肿。"但又因其苦寒之极，脾胃虚寒，伤寒温疫，非阳明实热者，不宜用。人参为补大补元气，以防人中黄之寒凉；再配大黄、黄芩、黄连，功擅清上焦、中焦热，滑石为降，解毒泄热；防风、桔梗为散，祛风解表，宣发肺气；苍术化湿；香附理气。诸药配伍，共奏清热解毒、理气化湿、扶助正气之功。但因人中黄制作特殊，使其毁誉参半，现代临床几乎淡出人们的视线。实验研究表明人中黄中主要含有甘草苷、甘草素、异甘草素、甘草酸、甘草查尔酮 A 及甘草次酸 6 种成分，并且人中黄水提取部位具有抗 IVA–H1N1（甲型流感病毒）的活性。人中黄属于清热解毒类药物，具有抑菌等药理作用，简单来说就是影响细菌的正常生长繁殖，从而增强机体免疫功能。另外，有相关研究考察人中黄在体外抗流感，这为人中黄治疗瘟疫提供了一定的科学依据。

【主治疫病】

现代临床常用于治疗流行性腮腺炎、流行性感冒（甲型流感）等传染性疾病。

1. 流行性腮腺炎。即中医大头瘟。症见高热不退，两侧腮部疼痛难忍，肿胀严重，坚硬如石，心中烦躁不安，或伴有头痛如裂，食少纳呆，恶心呕吐，肌肉酸痛，便秘溲赤。证属热毒蕴结型。

2. 流行性感冒。症见恶寒发热，咽喉不利，舌燥口渴，甚则头面红肿焮痛，目不能开，舌红苔白而黄，脉浮数有力者。证属风热邪毒、热毒蕴结型。

3. 杨梅瘟。相当于现代医学的艾滋病。《杂病源流犀烛·瘟疫源流》："杨梅瘟，遍身紫块，忽然发出霉疮是也。"

4. 葡萄疫。即过敏性紫癜，《松峰说疫》中："小儿多患此症，以受四时不正之气，郁于皮肤，结成大小青紫斑点，色若葡萄，发在遍体头面，乃为腑证。"

参考文献

[1] 石斌豪，贾建伟，伍喜良，等.基于中医典籍浅析温病中"金汁"的应用特点 [J].天津中医药大学学报，2017，36（6）：421-423.

[2] 杨德森，钱凯，干国平.人中黄不同提取部位体外抗甲型流感病毒活性的研究 [J].中国医院药学杂志，2018，38（15）：1586-1589.

[3] 庄志奇，吴巧凤.古代金汁/人中黄及现代粪便移植的异同点分析 [J].转化医学电子杂志，2018，5（4）：47-50.

明代疫病防治方

明代（1368—1644），共发生大小瘟疫 265 次（《中国古代疫病流行年表》），这一时期疫病流行次数较多，但使用伤寒治法疗效欠佳，因此对瘟疫的认识主要从温病学说的论治，明确将伤寒与温病区分。吴有性《温疫论》指出"瘟"即"温"，认为一切热病都可以"温"命名，"温病"和"瘟疫"相同，一切热病都是瘟疫。强调"戾气"为引发疫病的决定因素，并阐述"戾气"的特征：与六气不同；从口鼻而入伏于膜原；不同"戾气"致病不同；有暴发亦有散发。治疗擅用下法，倡导温病"下不厌早"，创制达原饮等方剂。

加减败毒散

【立方背景】

加减败毒散出自明·龚廷贤（1522—1619）《寿世保元·卷二·瘟疫》。《谷山笔麈》中记载，万历十四至十五年（1586—1587），龚廷贤在河南黄河流域行医时，开封一带疫病流行，街头巷尾都有病人，症状为头疼身痛，憎寒壮热，头面颈项赤肿，咽喉肿痛，神志昏迷，俗名"大头瘟"。

在古医籍中，以败毒散类方治疗疫病记述甚多，如《太平惠民和剂局方》主要用败毒散治疗伤寒时气伤风、瘟疫、风湿等病证，《小儿药证直诀》中提出："败毒散治伤风、瘟疫。"《采艾编·瘟疫》有载："春宜败毒散。"另可见后世众多著作记载败毒散治瘟疫、时气，如《杂病源流犀烛》以荆防败毒散治捻头瘟，《医学三字经》记载常用人参败毒散治疗瘟疫，《济世全书》用加减败毒散（组方与《寿世保元》同）"治天行瘟疫，头面肿盛，咽喉不利，舌干口燥，憎寒壮热，时气流传"。

【药物组成和用法】

组成：防风一钱五分（6g），荆芥二钱（8g），羌活二钱（8g），独活二钱（8g），前胡二钱（8g），升麻五分（2g），干葛一钱（4g），赤芍二钱（8g），桔梗八分（3g），川芎一钱五分（6g），白芷二钱

（8g），薄荷八分（3g），牛蒡子三钱（12g），甘草八分（3g），柴胡八分（3g）。

用法：上锉。姜、葱煎。热服出汗。现代用散剂，温水调服。

【配伍分析】

古籍未见相关分析。

刘渡舟按：方中荆芥、防风、羌独活均属风药，风能胜湿，其气轻扬上浮。且风药能鼓舞清阳，于阴中引阳，故用以宣散上焦湿以引阳气，茯苓淡渗中焦之湿，生地榆、炒槐花清利下焦湿热，柴胡、前胡、枳壳、桔梗调和气分，川芎调和血分，赤芍凉血活血，炙甘草调和诸药。综观全方配伍，上、中、下三焦俱清，气血同调，俟湿热俱祛，大气一转，清阳上升，病乃向愈。此为刘渡舟教授根据病机为湿热之邪，久郁成毒，壅滞三焦，下注于肾，气机不利，诸脏功能失调，运用加减败毒散治慢性肾病蛋白尿，故减升麻、干葛、白芷、薄荷、牛蒡子，加茯苓、生地榆、炒愧花、枳壳，实为后世发挥典范。

作者按：荆芥、防风祛风之润剂，无论寒热均有解表之功。羌独二活，分逐上下，祛散寒湿之邪。薄荷、牛蒡辛凉解毒，利咽透表之热。柴前二胡，一升一降，理气化痰。桔梗、枳壳，降中有升，利胸隔之滞。以上合用，气顺咳止，邪出毒败。再加升麻、葛根透邪外出，白芷、川芎，散寒祛风最疗头痛，甘草和中，赤芍安血。全方配伍精妙，实为治疫良方。是方实由荆防败毒散，去人参、茯苓之补，加薄荷、牛蒡之凉而成，辛温之法中佐以辛凉，尤其适合寒湿疫郁而化热，伴有咽干咽痛之者。

【主治疫病】

1. **痄腮**。本病相当于现代医学的流行性腮腺炎。原文载："众人病一般者，天行时疫也，其证头面肿大，咽喉不利，舌干口燥，憎寒壮热，时气流传，不问四时瘟疫，通用此方。"痄腮（又称大头瘟、虾蟆瘟、雷头风，明清时期俗称猪头风、鸬鹚瘟、鱼腮风、浪子瘟、土婆风、大嘴巴等），因温热疫毒侵袭，壅遏少阳经脉所致，以发热、腮部肿胀、疼痛为主要表现。症见高热，两侧腮部疼痛难忍，肿胀严重，坚硬如石，心中烦躁不安，或伴有头痛如裂，食少纳呆，恶心呕吐，肌肉酸痛，便秘溲赤。《济世全书》用加减败毒散"治天行瘟疫，头面肿盛，咽喉不利，舌干口燥，憎寒壮热，时气流传"。

2. **小儿痢疾**。症见恶寒发热，鼻流清涕，便下赤白相间，里急后重，苔薄脉浮等。秦廉泉老先生常用此方加减施治。秦老认为加减败毒散对痢疾兼有表邪者疗效明确。然由于本方药性偏于辛温香燥，对小儿须斟酌之。因小儿阳常有余，其感邪后化热最速，故宜佐用苦寒之品以转弊为利。鉴此，他每将前胡、柴胡易以葛根、黄芩、黄连，如此则既有羌活、独活、葛根、川芎疏表透邪之品，又有枳壳、桔梗、黄连、黄芩疏通肠胃气机及清化肠胃湿热之味，再伍以茯苓、山楂健脾去湿，消积化滞，甘草调和诸药，如是既疏表又和里，而使邪各有去路，适合小儿痢疾初起夹有表证者，疗效甚佳。败毒散、荆防败毒散、人参败毒散"逆流挽舟"治痢疾，亦与此同类。

【临床其他应用】

加减败毒散还可用于治疗小儿泄泻、慢性肾小球疾病、单纯疱疹性角膜炎等疾病。

参考文献

[1] 路军章.刘渡舟教授治慢性肾病蛋白尿的经验[J].新中医，1992，（4）：14.

[2] 吴兆利，王庆其.痄腮溯源及古代文献梳析[J].中华中医药学刊，2012，30（4）：763-766.

[3] 姜国成，张世瀜，许静君，等.应用人参败毒散（用党参代人参）治疗流行性腮腺炎的初步观察[J].郑州大学学报（医学版），1958，（2）：84-85.

[4] 黎文德.人参败毒散加减治疗慢性化脓性腮腺炎36例[J].成都中医药大学学报，1997，20（2）：26-27.

[5] 秦仁生.秦廉泉治疗小儿痢疾经验拾萃[J].辽宁中医杂志，1991，18（8）：7-8.

[6] 江克明.败毒散治痢[J].上海中医药杂志，1981，15（9）：24.

[7] 袁继丽.祛风药在杂病中的应用浅探[J].国医论坛，2001，16（4）：13.

[8] 陈朗清.人参败毒散治疗痢疾之我见[J].江苏中医，1962，（8）：24-25.

[9] 肖智宇，张凤丽，王国杰.《幼科发挥》小儿泄泻论治特色探析[J].江苏中医药，2018，50（8）：8-9.

[10] 唐昌昭.中西医结合治疗肾小球疾病的探讨[J].桂林医学院学报，

1997, 10（1）：98.

[11] 庞福新．加减败毒散治疗单纯疱疹角膜炎 34 例 [C]．// 全国首届中青年
中医眼科学术研讨会资料汇编．全国中医眼科学会、《中国中医眼科杂
志》编辑部、湖南省中医眼科学会：中华中医药学会，1996：166.

神效清震汤

【立方背景】

神效清震汤出自明·龚廷贤《鲁府禁方·瘟疫》，成编于万历二十二年（1594）。其父龚信，任太医院医官，龚廷贤亦一代名医。本书精选明代藩府之一鲁府珍藏的秘方和名医龚廷贤多年收集的验方。原书载神效清震汤"专治天行瘟疫，头面肿盛，咽喉不利，舌干口燥，憎寒壮热。"

【药物组成和用法】

组成：羌活一钱（4g），荆芥、牛蒡子、防风、葛根、柴胡、赤芍、独活、白芷、前胡、川芎各八分（3g），升麻、甘草各六分（2g），薄荷七分（3g）。

用法：姜、葱煎，出汗。现代用水煎服，或颗粒冲服。

【配伍分析】

古籍未见相关配伍分析。

盛增秀按：后世治疗大头瘟大多应用李杲的普济消毒饮化裁，重在清热解毒，这对热毒而致者自然合拍，然本病亦有属于风淫于上，而热毒不甚者，此方似更合适。方中以羌活、荆芥、防风、独活、白芷、川芎等一派升散之品逐邪于上；并以柴胡、升麻等解毒之品兼而用之。共奏祛风解毒、利咽消肿之效，故适用于大头瘟、时行感冒等病证。

作者按:"震"为八卦之一,卦形如"仰盂",位在东方,象征雷震,言疫病发展迅速,势若雷霆,而此方可清散风热而除瘟,故取名"神效清震汤"。方中防风、羌活、独活、牛蒡子、葛根、白芷祛风散邪除热;赤芍、川芎、荆芥活血,祛血分之风;柴胡、前胡一升一降,以搜周身上下之邪;甘草调和诸药,共奏疏风清热、发汗解表之效。

【主治疫病】

1. **流行性腮腺炎**。症见发热,两侧腮部肿胀、疼痛难忍,心烦,头痛,周身酸痛,食少纳呆,小便短赤,便秘,舌红苔薄黄,脉浮数。

2. **流行性感冒**。症见头痛,鼻塞声重,咳嗽,咽痛,浑身酸痛,乏力,有汗出,食欲不振,恶寒发热,舌质红,边尖尤甚,苔薄白略干,脉浮数。证属风温邪袭肺卫证。

【临床其他应用】

现代还可用于治疗急性支气管炎、上呼吸道感染等疾病。从本方组方看,推荐应用于风温,以发热、微恶寒、头痛、咳嗽等肺卫表证为主要特点。

参考文献

[1] 盛增秀,陈勇毅.中医治疫名论名方名案[M].北京:人民卫生出版社.2006.

[2] 何婷,汤奇,曾南,等.荆芥挥发油及其主要成分抗流感病毒作用与机制研究[J].中国中药杂志,2013,38(11):1772-1777.

五瘟丹

【立方背景】

五瘟丹出自明·韩懋（1441—1522）《韩氏医通·方诀无隐章第八》，该书撰于1522年。韩懋出身官宦之家，因生来孱弱，父母多病，科举失利，遂学医。原文记载："凡天行瘟病去处，有力之家，合以施给，阴德无量。"

【药物组成和用法】

组成：黄连属火，戊癸之年为君，黄柏属水，丙辛之年为君，黄芩属金，乙庚之年为君，甘草属土，甲己之年为君，黄山栀属木，丁壬之年为君，以值年药为君者倍一两（74g），余四味又与香附子、紫苏为臣者，减半（37g）也。

用法：上七味，皆生用，为细末，用锦纹大黄三倍，煎浓汤，去渣，熬膏，和丸如鸡子大，用朱砂、雄黄等分为衣，贴金。每用一丸，取泉水浸七碗，可服七人。现代可做丸剂温水送下。

【配伍分析】

古籍未见相关配伍分析。

《中医治疫名论名方名案》按：五瘟丹，观其组方，实由黄连解毒汤（《外台秘要》引崔氏方）与香苏散（《太平惠民和剂局方》）合化而成，功能清热解毒，疏解理气。此方之配伍，君药随运气更迭而变，多用一倍，足见其对瘟疫流行及其病性与运气关系之重视。方中配以香附、紫苏，使之兼有理气解散之力，且使苦寒之品无冰伏之弊。尤值得指出的是，方中以大黄煎汤熬膏与它药共制成丸，其大黄清热解毒、泻下逐邪之力不容忽视。所以本方既能清热于内，又能导邪外出，堪称治疫良方。

作者按：根据其配伍特性，黄连、黄芩、黄柏治疗伤寒温毒盛，三焦表里兼治；紫苏叶辛温解表，温中行气；香附理气畅中；甘草调和诸药，合用共奏理气解表之功。也可治外感风寒，内有气滞，形寒身热，头痛无汗，胸脘痞闷，不思饮食，舌苔薄白等症。

【主治疫病】

治四时瘟疫流行，伤寒发热，并热疟热病。(《济阳纲目·瘟疫》)

【临床其他应用】

笔者所查，近人无使用五瘟丹用于治疗流行性疾病者。推荐临床应用于流行性感冒、腮腺炎等。

参考文献

[1]　韩懋.韩氏医通 [M].北京：人民卫生出版社，1989.

大青龙加黄芩汤

【立方背景】

　　大青龙加黄芩汤出自明·武之望（1552—1628）《济阳纲目·瘟疫》。武氏一生遍览群书，博学多闻，主张"因证发论，不泥古方以疗今疾"，大青龙加黄芩汤便是其从《伤寒论》化裁而来。

【药物组成和用法】

　　组成：麻黄（去节）六两（222g），桂枝（洗净）、甘草各二两（74g），杏仁（去皮尖）四十个（16g），生姜三两（111g），大枣十二枚，石膏如鸡子，黄芩七钱（28g）。

　　用法：上每服五钱（18.5g），水煎，温服取汗。现代水煎服，或颗粒冲服。

【配伍分析】

　　《医方考》按："春分以后，至秋分节前，天有暴寒，抑遏阳气，不得泄越，有上件诸证者，皆为时行寒疫。表有风寒，故见太阳证，头痛身热，无汗恶风；里有温热，故见烦躁。麻黄、桂枝、甘草、杏仁、生姜、大枣，辛甘物也，辛以解风寒，甘以调营卫。石膏、黄芩，寒苦物也，寒以清温热，苦以治烦躁。"

　　作者按：寒疫发病多与伤寒相似，春夏之际，阳气由里而外达，若人体在此期间感受寒邪，阳气生发之势暴折，即发寒疫，疫闭化热。本方中重用麻黄为君，辛温发汗，解表散寒。桂枝助麻黄之力为臣，二者合用，辛温解表祛除寒邪郁闭。石膏性寒，清里热除烦，杏仁宣降肺气，生姜、大枣调和营卫，共为佐药。甘草为使，调和诸药。本方寒温并用，表里同治，加入黄芩一味后清热除烦作用更强，适于外有表寒，内里郁热较重的疾病。麻黄虽折算每次口服剂量远小于《伤寒论》中大青龙汤，需注意本方发汗力强，中病即止，切勿过汗，以防伤阴，另注意麻黄对心律的影响。考虑禁忌证同大青龙汤，为阳虚、表虚、有寒而烦者。

【主治疫病】

主治寒疫。症见头痛，身疼无汗，恶风烦躁者。

【临床其他应用】

现代暂无应用本方治疗急性传染病的报道。推荐本方用于治疗流行性感冒外寒内热型。

参考文献

[1] 曾勇.武之望与《济阳纲目》[J].陕西中医，1982，3（1）：47–48+39.

[2] 宋正海.中国古代重大自然灾害和异常年表总集[M].广东教育出版社，1992.

[3] 赵有德，王飞.大青龙汤加减治疗小儿流感疗效观察[J].山西中医，2018，34（8）：50–51.

[4] 许健.大青龙汤治疗流感发热临床观察[J].长春中医学院学报，2001，17（2）：29–30.

[5] 刘金渊.大青龙汤可治大叶性肺炎[J].中医药研究杂志，1986，（5）：48.

[6] 李艳红，温晓敏.大青龙汤加减联合利奈唑胺治疗新生儿败血症[J].中医学报，2019，34（2）：413–417.

升降散

【立方背景】

升降散出自明·张鹤腾（1556—1635）《伤暑全书·卷下》。张氏曾患暑病，经徽医汪韫石治愈后，发愿搜集治暑之法而著书，书中记载了历代医家治暑良方，升降散乃其中之一，用于"凡患瘟疫，未曾服他药，或一二日，或七八日，或至月余未愈者"。清代名医杨栗山的《伤寒瘟疫条辨》将升降散带到世人眼前，在漫长的习医、行医过程中深痛世人"于病寒病温两者之辨不明，故处方多误，以致杀人"，晚年当地瘟疫流行，他认为"急以逐秽为第一要义"，采用升降散为总方并推广使用，着重提出升清降浊之说，对后世影响深远。

【药物组成和用法】

组成：白僵蚕（酒炒）二钱（8g），全蝉蜕（去土）一钱（4g），广姜黄（去皮，不用片姜黄）三分（1g），川大黄（生）四钱（16g）。

用法：上为细末，合研匀。病轻者分4次服，每服重1钱8分2厘5毫，用冷黄酒1杯，蜂蜜5钱，调匀冷服，中病即止。病重者与3次服，每服重2钱4分3厘3毫，黄酒1杯半，蜜7钱5分，调匀冷服。最重者分2次服，每服重3钱6分5厘，黄酒2杯，蜜1

两，调匀冷服。如 1 ~ 2 帖未愈，可再服之，热退即止。现代用散剂，冷水调服。

【配伍分析】

杨璿《伤寒温病条辨》："是方以僵蚕为君，蝉蜕为臣，姜黄为佐，大黄为使，米酒为引，蜂蜜为导，六法俱备，而方乃成。僵蚕味辛苦气薄，喜燥恶湿，得天地清化之气，轻浮而升阳中之阳，故能胜风除湿，清热解郁，从治膀胱相火，引清气上朝于口，散逆浊结滞之痰也；蝉蜕气寒无毒，味咸且甘，为清虚之品，能祛风而胜湿，涤热而解毒；姜黄气味辛苦，性温，无毒，祛邪伐恶，行气散郁，能入心脾二经，建功辟疫；大黄味苦，大寒无毒，上下通行，亢盛之阳，非此莫抑；米酒性大热，味辛苦而甘，令饮冷酒，欲其行迟，传化以渐，上行头面，下达足膝，外周毛孔，内通脏腑经络，驱逐邪气，无处不到；蜂蜜甘平无毒，其性大凉，主治丹毒斑疹，腹内留热，呕吐便秘，欲其清热润燥，而自散温毒也。盖取僵蚕、蝉蜕，升阳中之清阳；姜黄、大黄，降阴中之浊阴，一升一降，内外通和，而杂气之流毒顿消矣。"

作者按：温疫是由于天地间存在有一种异气感人而至，非风非寒、非暑非湿、非六淫之邪，主要以表里三焦大热为症状，杨栗山认为"温病杂气热郁三焦表里，阻碍阴阳不通"，具有较强的传染性。故升降散中僵蚕辛苦清热为君，蝉蜕为温病初得之要药，为臣，有祛风解痉、胜湿解毒之效；大黄、姜黄相配伍可清邪热、解温毒，又以黄酒、蜂蜜为导引。两两相伍，一升一降，可使内外通和，表里三焦之热全清。此方治疗多种流行性疾病皆有良效，故推荐作为通治方使用。

【主治疫病】

1. 温疫。 现代临床常用于治疗传染性非典型肺炎、流行性腮腺炎、流行性感冒、猩红热、流行性乙型脑炎、流行性出血热、艾滋病等传染性疾病。

2. 传染性非典型肺炎。 症见温热、疫毒之邪，充斥内外，痰浊湿热郁滞中焦，阻碍气机而使三焦不能畅达而发诸病，如高热、心烦懊恼、大便秘结或黏滞不爽、小便短赤涩滞灼痛、疹色隐隐等郁热症状。另有薛伯寿、邓铁涛、任继学、李士懋、魏玉琦等教授在治疗传染性非典型肺炎时均以升降散为基础方或合用升降散。综合抗击传染性非典型肺炎方剂配伍组合运用，升降散位居第一。

3. 流行性腮腺炎。 症见一身尽热，腮腺、阴囊硬痛，口苦、纳呆、尿黄、大便结，舌质红，苔黄略腻，脉弦数。证属外感风热邪毒型。以升降散为基础方加用黄芩、金铃子、延胡索等药以宣郁散邪、泻火消肿，服用 2 剂即热退病减。

4. 流行性感冒。 症见高热，形寒，身痛，四肢酸痛，无汗或汗出不畅，咽痛，干咳咽痒或痰黏色黄，小儿多兼积滞，舌苔薄白少津或薄白微黄，质偏红，脉浮滑数。证属寒邪外束，温邪上受。本方与银翘散、三拗汤合用作为流感普济方，效好价廉，使用广泛。且报道显示此方能有效改善肺部炎症，对甲型流感尤为有效。

5. 猩红热。 症见咽红，有脓性分泌物，全身红疹，环口苍白圈，烦躁，口渴，大便未行，小便黄，杨梅舌，脉浮数。证属疫邪化火，燔灼气营。2剂热退神静，合用升麻葛根汤加减疗效甚佳。

6. 流行性乙型脑炎。症见高热畏寒，恶心呕吐，头痛，晕眩，颈项强直，全身肌痛，嗜睡，言语困难，共济失调，精神错乱等。升降散合达原饮组的治愈率明显高于复方阿司匹林组，且无体温复升现象。

7. 流行性出血热。症见恶寒发热，头身痛，腰痛，或有咳嗽，呕吐，脘腹胀闷不适，少尿或无尿，口鼻出血，神昏等，舌质红，苔黄腻，脉浮而数或沉数。证属秽浊壅闭，升降失司。升降散能增强退热及解毒化瘀作用，对本病高热、尿闭等危重症状有显著疗效。

8. 艾滋病。症见反复牙龈出血，皮肤易有瘀斑，容易感冒，双下肢酸困，周身乏力，大便干结，舌质淡，苔薄黄，脉弦细浮。证属风热郁闭经络。临床效果显示，升降散合犀角地黄汤能有效解血髓之毒，增加骨髓血小板生成从而改善艾滋病症状。杨凤珍、吴伯平均报道证明本方可治疗艾滋病无症状期、急性期及火热较重者。

9. 新冠肺炎 《上海市新型冠状病毒感染的肺炎中医诊疗方案（试行）》（以下简称《上海方案》）中，临床治疗期热毒闭肺型的处方中增加了姜黄9g，僵蚕9g，在国家卫生健康委《新型冠状病毒感染的肺炎诊疗方案（试行第五版）》中，相应处方已有生大黄6g（后下），本次《上海方案》中加入姜黄、僵蚕是宗龚廷贤《万病回春》升降散之意，国医大师李士懋认为温病卫气营血皆属于郁热，升降散不仅是温病之总方，更是治郁热之总方。在本病的临床治疗期，热毒闭肺型患者常见发热、黄痰、气促、喘憋等症，急需清畅闭肺之郁热，故《上海方案》在原方基础上新增升降散，使郁热得解，三焦气机得畅。

【临床其他应用】

升降散还可用于治疗咳嗽变异性哮喘、老年功能性便秘、脑瘤、糖尿病肾病、缺血性卒中急性期（痰热腑实证）、干燥综合征、失眠、脂肪性肝损伤、急慢性咽炎等，且对火郁肌肤引起的皮肤病有良好的治疗效果。

参考文献

[1] 张炜，吴银根，张惠勇，等.《上海市新型冠状病毒感染的肺炎中医诊疗方案（试行）》解读 [J]. 上海中医药杂志，2020，54（3）：1-4.

[2] 谭东宇，王叶，杨阳. 国医大师李士懋新加升降散的理论探讨与临床应用 [J]. 现代中医临床，2016，23（6）：13-16.

[3] 刘文军. 薛伯寿教授应用升降散方证规律及临床传承研究 [D]. 北京：中国中医科学院，2012.

[4] 刘文军，薛燕星，胡东鹏. 薛伯寿教授应用升降散的临床经验——薛伯寿继承蒲氏学术思想临床应用发挥 [J]. 中华中医药学刊，2011，29（1）：75-77.

[5] 王永炎，陈可冀，任继学，等. 专家论治非典 [J]. 天津中医药，2003，（3）：36-42.

[6] 南淑玲，徐顺富，陈许，等. 升降散对流感病毒鼠肺适应株 FM1 感染小鼠免疫功能的影响 [J]. 中药药理与临床，2016，32（5）：8-13.

[7] 王志国，曹洪欣，翁维良，等 .SARS 中西医结合治疗方案分析 [J]. 中

国中医基础医学杂志，2005，11（7）：540-541.

[8] 林远荣.升降散治疗急性感染性疾病应用体会 [J].浙江中西医结合杂志，2006，16（11）：701-702.

[9] 薛伯寿.流行性感冒诊治一得 [J].中国中医急症，1999，8（1）：4.

[10] 李际强.升降散抗甲型流感病毒的实验研究 [D].广州：广州中医药大学，2002.

[11] 李际强，张奉学，符林春，等.升降散在体外抗甲型流感病毒的作用与对病毒血凝滴度的影响 [J].中医药学刊，2003，21（2）：217-218.

[12] 冯刚，郑宏，郑启仲.郑启仲教授升降散临证应用经验 [J].中华中医药杂志，2014，29（9）：2835-2837.

[13] 蔡定芳.抗戾散治疗病毒性高热的临床研究.中国医药学报，1990，5（5）：19-22.

[14] 张茂江.辨证治疗流行性出血热 27 例 [J].四川中医，1998，16（3）：21-22.

[15] 张明利.李发枝辨治艾滋病合并疑难症四则思路浅析[J].辽宁中医杂志，2009，36（2）：278-279.

[16] 杨凤珍，烟建华，王健，等.HIV/AIDS 中医分期辨证治疗 [J].中国医药学报，2004，19（4）：240.

[17] 吴伯平.在美欧非洲用中医治疗 HIV、AIDS 的体会 [J].浙江中医药大学学报，2006，30（2）：163-164.

[18] 王凤婵.加味升降散治疗咳嗽变异性哮喘的临床研究 [C].// 第十一次全国中西医结合变态反应学术会议、宁夏中西医结合学会变态反应分会成立大会、中西医结合诊疗变态反应性疾病提高班资料汇编.中国中西医结合学会变态反应专委会：中国中西医结合学会，2019：174.

[19] 唐国柱.升降散加减方治疗老年功能性便秘 118 例的临床研究 [J].中国处方药，2019，17（8）：110-111.

[20] 陈湘燕，陈玉超 . 陈玉超运用升降散化裁治疗脑瘤 [J]. 长春中医药大学学报，2019，35（4）：633-636.

[21] 王琴，祝红兴，马继伟 . 马继伟主任应用加味升降散治疗糖尿病肾病经验 [J]. 中国中医药现代远程教育，2019，17（6）：34-36.

[22] 王玉 . 升降散治疗缺血性卒中急性期（痰热腑实证）的临床研究及对炎性反应的影响 [D]. 合肥：安徽中医药大学，2019.

[23] 刘东洋，谢志敏，刘丹，等 . 王新昌运用升降散治疗干燥综合征经验介绍 [J]. 新中医，2018，50（7）：251-252.

[24] 王丽霞，赵林 . 升降散治疗不寐验案举隅 [J]. 世界最新医学信息文摘，2018，18（58）：217.

[25] 李娟 . 升降散减轻肥胖大鼠脂肪性肝损伤的机制 [C]. // 第十三届中国中西医结合基础理论学术年会暨县乡中医药一体化管理基层医生培训班会议资料 . 中国中西医结合学会基础理论专业委员会：中国中西医结合学会，2017：174-175.

[26] 王鹏，张燕平 . 张燕平运用升降散加减治疗急性咽炎的临床经验 [J]. 全科口腔医学电子杂志，2016，3（20）：107-108.

[27] 周静汶，张晓龙，李想 . 陈园桃运用升降散治疗慢性咽炎验案 1 则 [J]. 江苏中医药，2017，49（1）：49-50.

[28] 郭勇，舒鸿飞 . 升降散治疗火郁肌肤皮肤病体会 [J]. 上海中医药杂志，2018，52（2）：78-80.

达原饮

【立方背景】

达原饮出自·吴有性（1582—1652）《温疫论·上卷·温疫初起》。吴氏有感于温疫频发，而用伤寒之法又收效不佳，于是潜心研究，开温病学派之先河，达原饮即为温疫初起，邪在膜原所设，原书云："温疫初起，先憎寒而后发热，日后但热而无憎寒也。初得之二三日，其脉不浮不沉而数，昼夜发热，日晡益甚，头疼身痛。其时邪在伏脊之前，肠胃之后，虽有头疼身痛，此邪热浮越于经，不可认为伤寒表证，辄用麻黄桂枝之类强发其汗。此邪不在经，汗之徒伤表气，热亦不减。又不可下，此邪不在里，下之徒伤胃气，其渴愈甚。宜达原饮。"

【药物组成和用法】

组成：槟榔二钱（8g），浓朴一钱（4g），草果仁五分（2g），知母一钱（4g），芍药一钱（4g），黄芩一钱（4g），甘草五分（2g）。

用法：上用水二盅，煎八分，午后温服。现代用水煎服，或颗粒冲服。以上剂量为煮散，饮片可根据病情增至5倍左右。

【配伍分析】

《温疫论》言：槟榔能消能磨，除伏邪，为疏利之药，又除岭南瘴气；厚朴破戾气所结；草果辛烈气雄，除伏邪盘踞，三味协力，直达其巢穴，使邪气溃败，速离膜原，是以为达原也。热伤津液，加知母以滋阴；热伤营气，加白芍以和血；黄芩清燥热之余；甘草为和中之用。以后四品，乃调和之剂，如渴与饮，非拔病之药也。

作者按：方用槟榔辛温祛湿，化痰破结，透达膜原，为君药。厚朴芳香行气，化浊祛湿；草果辛香化浊，辟秽止呕，共为臣药。上三味辛散化浊，逐邪外出。为防辛燥伤阴，用白芍、知母滋阴清热，黄芩苦寒清热，共为佐药。甘草生用，清热解毒，调和诸药，为使药。全方共奏开达膜原，辟秽化浊之功，可使秽浊得化，热毒得清，阴津得复，则邪气溃散，膜原得透。湿疫易伏于膜原，湿聚为痰，故本方适合疫病无论寒温而夹湿者。

【 主治疫病 】

主治温疫或疟疾，邪伏膜原证。原文指出："避瘟去暑，解热，止呕利便。主温疫初起，先憎寒而后发热，日后但热而不憎寒。初得之二至三日，其脉不浮不沉而数，昼夜发热，日晡益甚，头疼身痛，其时邪在夹脊之前、肠胃之后，舌上白苔，甚则如积粉满布无隙。"本方常用于疟疾、流行性感冒、病毒性脑炎属温热疫毒伏于膜原者，2003年"非典"期间作为邓铁涛教授治疗方案应用，起到重要治疗作用。

1. **传染性非典型肺炎**。主治邪伏膜原证，症见发热恶寒，或寒热往来，伴身痛、呕逆、口干苦、纳差，或伴呛咳，气促，舌苔白浊腻或如积粉，脉弦滑数。此外任继学教授使用达原饮合升降散治疗传染性非典型性肺炎（SARS），认为吴有性描述的瘟疫症状表现与 SARS 极其相似，都是邪伏膜原导致。广州中医药大学二附院急诊科采用任继学教授的建议，应用中医药疗法取得很好疗效。

2. 疟疾。症见憎寒壮热，头痛身困，胃满食少，舌质红，苔左半边黄厚腻、右半边少苔，脉弦数。证属外感疫风之邪，邪伏膜原之疟疾。使用达原饮加味治疗，效佳。

3. 甲型 H1N1 流感合并麻痹性肠梗阻。症见发热畏寒、腹痛、腹胀、腹泻。舌质淡，苔水滑、中部黄厚腻，脉弦。证属湿热之湿重于热，给予藿朴夏苓汤合达原饮化裁，服用中药 3 次后即见尿量增多（3500mL），腹胀减轻，腹肌张力下降，腹泻好转。此病例在使用西药 8 天、肠梗阻和肠道菌群失调未见改善且日渐加重的情况下，及时介入中药，迅速缓解症状，为中医介入治疗突发传染病提供经验。

4. 病毒性脑炎。症见发热或伴恶寒，头晕头痛，纳差肢酸，或伴恶心呕吐，苔白厚腻，脉濡数。证属湿热蕴蒸，邪阻膜原。使用达原饮加减治疗，有效率 90.5%，较纯西药见效快、疗程短、价格廉。

5. 艾滋病。对 200 例艾滋病患者进行回顾性分析，研究表明达原饮加减治疗艾滋病，$CD4^+T$ 细胞数量逐渐回升，病毒载量下降，有利于免疫功能恢复重建。

6. 新冠肺炎。根据《新型冠状病毒感染的肺炎诊疗方案（试行第六版）》，本方适用于新冠肺炎轻型各证，及普通型寒湿阻肺证。

参考文献

[1]　任继学 . 升降散合达原饮治疗非典——任继学教授诊治非典经验溯源 [J]. 中国社区医师，2003，18（11）：12.

[2]　包琳，马健 . 达原饮防治传染性疾病展望 [J]. 中国中医急症，2010，19 （2）：263-287.

[3]　宋超典 . 运用达原饮之我见 [J]. 新中医，1984，16（12）：45.

[4]　叶庆，陈定潜，李林华，等 . 中医药救治甲型 H1N1 流感合并麻痹性 肠梗阻 1 例 [J]. 环球中医药，2012，5（12）：921-923.

[5]　陈蓓华 . 达原饮治疗 21 例病毒性脑炎的体会 [J]. 中国中医急症，1999， 8（4）：188.

[6]　徐茜，陈亦洋，李影 . 基于伏邪理论"达原饮加减"治疗艾滋病的临 床疗效回顾性分析 [J]. 中国社区医师，2019，35（10）：111-112.

大分清饮

【立方背景】

大分清饮出自明·张景岳（1563—1640）《景岳全书·卷五十一·寒阵》。张氏对传染性很强的疫病提出了很多独到的见解，其言："大荒之后，必有大疫。"指出疫病的形成除与气候反常有关外，还有着特殊的促成条件。其言："疫气既盛，势必传染"及"病无少长，率皆相似"，指出疫气具有传染性，且传染力的强弱和流行规模与疫气的盛衰有关。其言："以其多发于春夏，且因时气偏行，大小相似。"指出疫气的滋生与传播及其致病后的流行情况同季节气候、地理环境等因素密切相关。

《景岳全书》首创大分清饮用以"治积热闭结，小水不利，或致腰腹下部极痛，或湿热下利，黄疸，溺血，邪热蓄血腹痛淋闭等证"。

【药物组成和用法】

组成：茯苓、泽泻、木通各二钱（8g），猪苓、栀子、枳壳、车前子各一钱（4g）。

用法：水一盅半，煎八分。食远温服。如内热甚者，加黄芩、黄柏、草龙胆之属。如大便坚硬胀满者，加大黄二三钱（8～12g）。如黄疸小水不利，热甚者，加茵陈二钱（8g）。如邪热蓄血腹痛者，加红花、青皮各一钱五分（6g）。现代水煎服，或颗粒冲服。

【配伍分析】

于世良《中医名方精释》按："本方为湿热下注之证而设。方中栀子清热泻火利湿；茯苓、猪苓、木通、泽泻、车前子清利湿热消肿；枳壳理气滞，使气行火易散，湿亦化，共奏清利湿热消肿之功效。"

作者按：本方用于细菌性痢疾之湿热痢。湿热痢的主要病机是湿热郁滞，传导失司。所以对于湿热痢的治疗，应以清热利湿，化浊和中为主。方中泽泻甘淡，有较强的渗湿利尿作用，性寒清热，木通苦寒清热利水泻实，共为主药，辅以茯苓甘淡利水渗湿、补中健脾，猪苓、车前子渗湿利尿，增强利尿作用，佐使以栀子苦寒清热、枳壳辛散宽中下气止痛，全方共奏清利湿热之功，湿从小便去，则热无所依，顺势而去。临床中应注意阴虚者不宜久服，以免过度通利伤阴。

【主治疫病】

主治细菌性痢疾。细菌性痢疾是志贺痢疾杆菌感染引起的肠道传染病，志贺痢疾杆菌经消化道感染人体后，引起结肠黏膜炎症和溃疡，并释放毒素入血。症见发热，腹痛，腹泻，里急后重，黏液脓血便，同时伴有全身毒血症症状，严重者可引发感染性休克和中毒性脑病。

【临床其他应用】

有临床研究发现，本方还可用于治疗泄泻、水肿、腰痛、热淋、带下、引产术后感染、妊娠高血压、盆腔淤血综合征、经间期出血、精浊、睾丸鞘膜积液等属湿热蕴结者。

参考文献

[1] 于世良，史定文.中医名方精释[M].北京：中医古籍出版社，1993.

[2] 彭述宪.大分清饮临证治验[J].四川中医，1985，3（10）：24.

[3] 王忠民，刘茜.大分清饮在妇产科临床运用举隅[J].安徽中医学院学报，1990，9（1）：32-34.

[4] 张映梅.精浊治验1例[J].四川中医，1990，8（6）：36-37.

[5] 袁丽霞，高日阳.男科病名方[M].北京：中国医药科技出版社，2013.

麻桂饮

【立方背景】

麻桂饮出自明·张景岳（1563—1640）《景岳全书·卷之五十一·新方八阵·散阵》。麻桂饮，药虽精简，原书载："但凡是伤寒瘟疫、阴暑疟疾、寒气胜而邪不能散者，用之必见神效。无论诸经四季，凡有是证，即宜是药，勿谓夏月不可用也。"

【药物组成和用法】

组成：官桂一二钱（4～8g），当归三四钱（12～16g），炙甘草一钱（4g），陈皮（随宜用，或不用亦可），麻黄二三钱（8～12g）。

用法：水一盅半，加生姜五、七片或十片，煎八分，去浮沫，不拘时服。若阴气不足者，加熟地黄三五钱（12～20g）；若三阳并病者，加柴胡二三钱（8～12g）；若元气大虚，阴邪难解者，当以大温中饮更迭为用。现代水煎服，或颗粒冲服。服药后，不必厚盖，但取津津微汗透彻为度。

【配伍分析】

徐又芳《中医五官科名著集成》按："此麻黄、桂枝二汤之变方也。无论诸经、四季，凡阴寒邪盛，热散忌早，寒散忌过者，与是药。盖姜、桂之性，愈老愈辣。和以甘草，不防发伤气之内寒。麻黄之资，能散能收，监以当归，自可解阴虚之表热。"

作者按：本方即麻黄汤去杏仁加当归、陈皮而成。方中麻黄辛温发散，可祛在表之风寒，为发汗解表要药，《神农本草经》记载麻黄可"治中风、伤寒头痛，温疟。发表出汗，去邪热气……除寒热"，为君药。官桂，辛甘大热，温经散寒通脉；生姜辛温，解表散寒，二者助麻黄加强发汗解表之力，共为臣药。佐以当归，和血养血，可治营虚而表不解，大能散表卫之寒热，此即景岳所云"求汗于血"。陈皮辛行温通，可理气和中，燥湿化痰，亦为佐药。炙甘草，既可调和药性，又可益气和中，使汗出而不致耗伤正气，为使药。诸药合用，共奏辛温发汗、解表散寒之功。伤寒瘟疫，多兼血瘀，多碍脾胃，本方实为寒疫之通用方剂。

【主治疫病】

1. **伤寒瘟疫**。由阴寒内盛、风寒外束引发，以发热恶寒、头身疼痛等为主症。

2. **疟疾**。疟疾是由人类疟原虫感染引起的寄生虫病，临床上以反复发作的间歇性寒战、高热，继之出大汗后缓解为特点。症见往来寒热，头痛，全身酸痛，乏力，厌食，口苦，咽干，舌淡苔薄白，脉弦紧等属邪在半表半者，可用本方加柴胡二三钱（7~11g）治疗。

【临床其他应用】

推荐应用本方加减治疗新冠肺炎证属寒湿郁肺、流行性感冒证属风寒束表者。

参考文献

[1] 刘小平.“阳常有余，阴常不足”小议 [J].江西中医药，1997，28（2）：49.

[2] 刘亚.张介宾“阳非有余，阴常不足”探析 [J].四川中医，1993，11（7）：12-13.

[3] 徐又芳.中医五官科名著集成 [M].北京：华夏出版社.1997.

辟秽丹

【立方背景】

辟秽丹出自《普济方·卷四三》，由明成祖朱棣（1360—1424）主持，教授腾硕、长史刘醇等人执笔汇编而成，刊于明成祖永乐四年（1406）。辟秽丹在《经验良方》《医方类聚·卷一六九》也有记载，药味稍有出入，但所治病证均为"辟秽气"。

【药物组成和用法】

组成：苍术、北细辛、甘松、川芎、乳香、降香（原书无剂量）。

用法：上为末，水为丸，如弹子大，久窨为妙。

【配伍分析】

《中医治疫名论名方名案》按：烧熏法，辟秽解毒以预防瘟疫，自古有之，至今仍有沿用，如民间端午日常用艾叶等烧熏以辟秽恶，预防疫病。辟秽丹多由芳香辟秽祛恶的药物组成，其熏解秽恶之作用自不待言。朝鲜《东医宝鉴》亦引用此方，可见其影响之大。本方药简效宏，应用方便，作为疫病的预防，不妨试用，并有进一步开发研制的价值。

作者按：疫病的一级预防原则，即未病先防，是指培固正气，强壮体质，提高机体抗病能力，《素问·四气调神大论》曰："圣人不治已病治未病，不治已乱治未乱。"《素问·刺法论》曰："不施救疗，如何可得不相染易者……不相染者，正气存内，邪不可干，避其毒气。"方中苍术辛温可宽中散结，发汗祛湿，压山岚气，散温疟；川芎理气开郁，祛风燥湿；甘松、乳香、降香醒脾健胃、芳香化浊；细辛祛风散寒兼以开窍。纵观全方，配伍可达健脾开胃，调畅气机，使机体固本培元，不受外邪侵袭。

【主治疫病】

主要用于辟秽气。

【临床其他应用】

查阅文献，近人无使用辟秽丹治疗流行性疾病。推荐本方可作为预防方以培护正气，养生防病而加以应用。

参考文献

[1] 盛增秀，陈勇毅.医方类聚 [M].北京：人民卫生出版社，1981.

[2] 许浚.东医宝鉴 [M].北京：中国中医药出版社，1995.

六神通解散

【立方背景】

六神通解散在历代医籍中多次出现，药味稍有出入，但所治病证寒热殊途，《伤寒六书》《鲁府禁方》等书载六神通解散治寒证，《重订广温热论》载其为"解热之剂，非散寒之剂"。《伤寒六书》与《鲁府禁方》所载之六神通解散，一曰治"时行晚发，脉洪数"，《伤寒六书》虽言脉洪且数，但亦不可全作热而解，邪伏脉中，与正气相搏脉亦可见洪数；一曰"治寒疫"。《伤寒六书》中六神通解散较《鲁府禁方》多石膏、川芎、羌活三药，二者药虽异，但同为寒性疫病所设，故本书选取此二书中的六神通解散。

陶华生于明洪武二年（1369），卒于明天顺七年（1463），享年九十四岁。深研《伤寒论》，继承发展《伤寒明理论》，《伤寒六书》为其不同时期著作合编而成，吴学祯赞曰："伤寒科首尊仲景，其次莫若陶节庵。"推崇辨证论治，虽主于伤寒，但亦用寒凉之法。

【药物组成和用法】

组成：麻黄、甘草、黄芩、滑石、苍术、细辛（原书无剂量）、石膏、川芎、羌活（《鲁府禁方》无此三味）。

用法：水二盅，姜三片，槌法，入豆豉一撮，葱白二茎，煎之，热服取汗，中病即止。现代用散剂，温水调服。

【配伍分析】

《鲁府禁方》按："治三月前后，感寒疫，头疼大热，恶寒体痛而渴，脉浮紧有力，无汗，年力壮盛之人，用羌活冲和汤恐缓，故用此。头痛甚加川芎，渴甚加天花粉，身痛甚加羌活。无头疼恶寒，反怕热者，大渴谵语，大便实，此热邪传里也，去麻黄、苍术，加大黄、柴胡、枳实。"

作者按：麻黄辛温发散，以解表寒，细辛辛温，陈世铎谓其："散寒饮，发汗。"以助麻黄发表，苍术辛苦温，叶桂曰："苍术苦辛气烈，能上行，除上湿，发汗功大。"与细辛相伍以散寒湿，又助麻黄发汗解表，滑石甘淡性寒，与苍术相伍以祛湿，其性滑利，虽气寒亦不至于敛邪，黄芩苦寒，既可防诸辛温药燥烈之性，又可清因寒而郁之热，甘草调和诸药，外防麻黄、细辛发表太过，内护中州防黄芩、滑石之伤。诸药合用，共奏解表退热、散寒除湿之功。《伤寒六书》增入羌活更助麻黄表散之性，且治疫常用羌活。川芎味辛温，一可助去风散寒之力，又可行血防寒凝。增入石膏，清里之力更强，且石膏味辛，亦可助发表。

【主治疫病】

《鲁府禁方》曰主治时行晚发（约相当于现代医学中的流行性感冒等疾病，三月后谓之晚发），症见头痛，身热恶寒，脉洪数。亦治寒疫，头疼大热，恶寒体痛而渴，脉浮紧有力，无汗。慎用或禁用于温热疫及暑热疫、湿热疫、杂疫（多种邪气夹杂所引发的疫病）应用时需根据疫邪性质，增损使用。

【临床其他应用】

查阅文献，近人无使用六神通解散治疗流行性疾病。新冠肺炎发于冬春之际，冬为暖冬，易有伏热，春有倒春寒，易袭肌表，又武汉地处南方，卑湿之地，若见寒湿或内兼里热之证，本方尤宜，看表寒里热之多少，量石膏、川芎、羌活之加减。但需注意疫邪峻烈，极易伤正，故应在治疗中兼顾之，或表证罢后，宜加扶正之品。

参考文献

[1]　陶节庵.伤寒六书 [M].北京：人民卫生出版社，1990.

[2]　龚廷贤.鲁府禁方 [M].第 2 版.北京：中国中医药出版社，2005.

正柴胡饮

【立方背景】

正柴胡饮出自明·张景岳《景岳全书·卷五十一·新方八阵·散阵》。原书载："凡外感风寒，发热恶寒，头疼身痛，疟初起等证，凡血气平和，宜从平散者。"

【药物组成和用法】

组成：柴胡一二三钱（4～12g），防风一钱（4g），陈皮一钱半（6g），芍药二钱（8g），甘草一钱（4g），生姜三五片。

用法：水一盅半，煎七八分，热服。如头痛者，加川芎一钱（4g）；如热而兼渴者，加葛根一、二钱（4～8g）；如呕恶者，加半夏一钱五分（6g）；如湿胜者，加苍术一钱（4g）；如胸腹有微滞者，加浓朴一钱（4g）；如寒气胜而邪不易解者，加麻黄一、二、三钱（4～12g），去浮沫服之，或苏叶亦可。现代用水煎服，或颗粒冲服。

【配伍分析】

古籍未见相关配伍分析。

作者按：本方为平散风寒治法之代表方。方中，君药柴胡辛散表邪。防风为臣药，祛风散寒止痛。生姜辛温发散，助柴胡、防风解表透邪；小剂量陈皮可行气以疏畅气机，以助驱邪外出；芍药可益阴和营，防辛散太过而伤阴，共为佐药。甘草生用，可清热解毒、润肺止咳、调和诸药为使。李杲认为"其性能缓急，而又协和诸药，使之不争，故热药得之缓其热，寒药得之缓其寒，寒热相杂者，用之得其平。"该方药性平和，气血不足而外感风邪较轻者颇宜，内伤者亦可用之，而无力挽狂澜之效。

【主治疫病】

凡外感风寒，发热恶寒，头疼身痛，疟初起等，血气平和，宜从平散者，此方主之。其中"疟"当为疟疾。现代研究可运用于急性上呼吸道感染、流行性感冒、疟疾等传染性疾病。

1.急性上呼吸道感染。症见恶寒、发热、无汗、头痛、身疼、鼻塞、流清涕、喷嚏、舌苔薄白、脉浮紧或浮缓。证属风寒束表型。该方能有效地改善症状，较快地降低体温，改善血白细胞计数及分类的异常情况，对具有急性上呼吸道感染症状的普通型感冒十分有效。药理研究表明，正柴胡饮具有广泛的抗病毒及抗菌作用，对流感病毒、金黄色葡萄球菌、流感杆菌、肺炎双球菌等有较强的抑制作用，且具有良好的解热镇痛、抗炎及增强免疫功能的作用，因而对上呼吸道感染各病理过程的进展有抑制作用，为治疗上呼吸道感染的常用药物。

2.流行性感冒。症见发热、头痛、恶心、咽痛、咳嗽、全身酸痛、恶寒等症状。证属邪毒内盛，郁而化热型。研究显示本方疗效满意，短期内体温及症状均可消失。

3.疟疾。症见寒战、高热，周期性规律发作，多汗，口苦，反复发作可引起贫血和脾肿大。

【临床其他应用】

研究发现，正柴胡饮对暑温高热、恶性肿瘤发热、骨折发热、急性乳腺炎、乳腺小叶增生症、胆囊炎、心肌炎，具有一定临床效果。

本方药性平和，适用于感冒、普通肺炎及新冠肺炎的轻症，证属气血不虚而外感风邪者，用于预防亦可。

参考文献

[1] 梁宁生，符为民，王永生.正柴胡饮冲剂治疗感冒 208 例疗效分析 [J].中国中医急症，1996，8（3）：127–129.

[2] 朱友群，吴惕虎，缪德根.正柴胡饮冲剂治疗急性上呼吸道感染 72 例 [J].时珍国药研究，1997，8（4）：294.

[3] 于香军，姜金英.正柴胡饮治疗流行性感冒 108 例 [J].实用中医内科杂志，1997，11（1）：30.

清代疫病防治方

　　清代（从清入关起，1644—1912）共发生大小温疫262次（《中国古代疫病流行年表》）。这一时期，中医学呈现出学术争鸣的特征，既有坚持并发展温病学说者，如叶桂创立温病卫气营血辨证，提出温病辨舌、验齿法，开温病辨治的新境界；薛雪以"湿热在外，正虚于内"立论，并多从三焦论述；吴瑭总结叶氏的学术思想，结合自身临床经验，著成《温病条辨》一书，完善"三焦辨证"，整理、创制了一系列温病方剂；此外亦有杨璿以热毒内郁论温疫，余霖重用石膏以清瘟败毒等。也有坚持伤寒否定温病者，如陆懋修全盘否定温病学说，在《世补斋医书》中激烈抨击温病学派的著作。此外还有尝试寒温统一者，如俞肇源提出六经钤百病，以三焦赅疫证，熔六经、卫气营血、三焦、脏腑辨证于一炉，以《伤寒论》方法为宗，兼采后世医家之法，为发表、攻里、滋阴、补阳四大要法，创制蒿芩清胆汤、羚角钩藤汤、犀地清络饮等方剂。这一时期医家对五运六气亦呈现出不同看法，既有肯定者，如叶桂依据运气创立甘露消毒丹，余霖"疫疹因乎气运"甘露说等；又有否定者，如张倬《伤寒论兼证析义》等。

散瘟汤

【立方背景】

散瘟汤出自清·陈士铎（约17世纪）《辨证录·瘟疫门》，此书约成书于1687年。原书载："世有城市之中，乡村镇店之处，传染瘟疫，多至死亡。其症必头痛眩晕，胸膈膨胀，口吐黄痰，鼻流浊水，或身发红斑，或发如焦黑，或呕涎如红血，或腹大如圆箕，或舌烂头大，或胁痛心疼，种种不一，象形而名，人以为天灾流行，谁知皆人事召之也。此症虽奇奇怪怪，不可执一而论，然皆火热之毒不宣，郁而成之耳。盖火性炎上，郁则火气不伸，拂抑其性，蕴藏于腹中，所以火闭作热，热闭成毒，其由来者，非一日也。治法自宜大泻其火毒，以快泄其郁闷之气。泻火之药，未有不大寒者也，不先用表散之味，遽用寒凉，火转闭塞而不得达，适所以害之也。故必须于散中用泻，则疫去如扫耳。"

【药物组成和用法】

组成：荆芥三钱（12g），石膏五钱（20g），玄参一两（37g），天花粉三钱（12g），生甘草一钱（4g），黄芩二钱（8g），陈皮一钱（4g），麦芽二钱（8g），神曲三钱（12g），茯苓五钱（20g）。

用法：水煎服。现代亦水煎服，或颗粒冲服。

【配伍分析】

《辨证录·瘟疫门》："此方泻肺胃之火者，以瘟疫之热，多是二经之火也。用荆芥以助石膏、黄芩，泻火而又散火也，火散则热发于外矣，火泻则毒化于内矣，火解毒消，瘟神疫鬼何能作祟哉。"

《中医治疫名论名方名案》按：本方宜用于瘟疫辨证为热毒，郁而不宣见上述诸证者。方中重用玄参为君药，滋阴降火，除烦解毒，既补肾水，又制邪火，治头风热毒游风。石膏、黄芩泻火之法，又于天花粉、荆芥清中寓散，俾热达于外而邪从肌表而解，符合《内经》"火郁发之"之旨。陈皮、麦芽、神曲、茯苓乃取运中消食之功，俾宿食消而热无所附，邪易透也。生甘草，既清热解毒，祛痰止咳，又补脾益气，调和诸药。本方组方特点鲜明，陈氏这一学术观点，对于今天治疗疫病的立法处方，具有启发和指导作用。

【主治疫病】

火热毒疫（约相当于流行性腮腺炎、流行性出血热、麻疹等传染性疾病），证属湿热秽毒，痰火炽盛。注意慎用或禁用于寒疫，杂疫应用时应根据疫邪性质，增损使用。

【临床其他应用】

查阅文献，近人无使用散瘟汤用于治疗流行性疾病者。根据其配伍特性，推荐临床应用于流行性腮腺炎、流行性出血热等属风热邪毒、热毒蕴结者。

参考文献

[1] 郑晓红.历代主要医家用药寒温与运气大司天的相关性稽考[C].// 中华医学会医史学分会第十四届一次学术年会论文集.中华医学会医史学分会：中华医学会，2014：393-401.

[2] 陈士铎.辨证录[M].北京：人民卫生出版社，1989.

[3] 盛增秀.略论解毒法在疫病治疗上的作用[J].浙江中医杂志，2011，46（3）：157-158.

柴葛解肌汤

【立方背景】

柴葛解肌汤出自清·程钟龄（1662—1735）《医学心悟》。此书总结了程氏行医三十年的心得，告诫人们不要讳疾忌医，指出疫病重在预防养护，并以柴葛解肌汤为当时救治疫灾的重点方剂，发挥了治愈疫病的重要作用。

【药物组成和用法】

组成：柴胡一钱二分（5g），葛根一钱五分（6g），芍药一钱（4g），黄芩一钱五分（6g），知母一钱（4g），生地黄二钱（8g），丹皮一钱五分（6g），贝母一钱（4g），甘草五分（2g）。

用法：心烦加淡竹叶十片（3g）；谵语加石膏三钱（12g）。现代水煎温服，或颗粒冲服。

【配伍分析】

古籍未见相关配伍分析。

作者按：本方主治外感风热，里热炽盛证。方以葛根、柴胡为君，葛根味辛性凉，辛能外透肌热，凉能内清郁热；柴胡味辛性寒，既为解肌要药，且有疏畅气机之功，二者相配，柴胡偏于升散，葛根偏于透表。黄芩苦燥，清泄里热，柴胡配黄芩，又透解少阳之邪热；芍药防止疏散太过而伤阴；知母偏于益阴，贝母可清降利咽，配伍生地黄滋阴凉血，牡丹皮偏于化瘀，芍药擅于滋阴清热，五药不仅清热，尚能滋阴；甘草调和诸药。诸药合用，清热解肌，益阴凉血，兼清里热。疫感疠气而成，民皆相感，其气致病力强，传变也迅速，得病初期便有传里化热之象。本方外有透邪之功，内有清热之效，适合疫病初起，而现内热之机。宣透而不生燥，清热而不伤正，对于疠气陷于卫、气之间尤其合宜，实为时疫初起之妙方。

【主治疫病】

本方主治暑温，临床研究发现柴葛解肌汤还可用于治疗上呼吸道感染、甲型 H1N1 流感、流感高热、流行性感冒等流行性疾病。

1.**暑温**。相当于西医的流行性出血热。本病系感染暑温邪毒而发病，发于夏季，起病急骤，初起即见阳明气分热盛证候，病程中易耗气伤津，多化火、动风、生痰之变为特征的急性外感热病。症见发热，头痛、头晕、全身乏力、腰痛，舌红，苔黄，脉浮数等症。临床观察显示，本方单独加减使用，或与常用西药联合使用，治愈率高，疗效明显。

2.**急性上呼吸道感染**。症见恶寒渐轻，身热增盛，无汗头痛，目疼鼻干，心烦不眠，咽干耳聋，眼眶痛，舌苔薄黄，脉浮数。证属风寒束表，郁而化热之证。研究显示本方有良好的退热效果，同时可以明显改善上呼吸道感染的临床症状。而且对于急危重症患者，抗感染治疗无效或对抗生素不敏感的患者，柴葛解肌汤仍可发挥不可替代的作用，且一旦出现三阳同病的表证，运用柴葛解肌汤早期干预，多能转危为安，为后续治疗赢得时机。

3. 甲型 H1N1 流感。症见发热、乏力、肌肉酸痛、头痛、咽痛、鼻塞、喷嚏、流涕、咳嗽、咯痰等。证属疫毒袭肺证。在治疗甲型 H1N1 流感的临床观察中，柴葛解肌汤疗效显著。

4. 流行性感冒。症见恶寒、发热（多为高热），伴有较严重的头痛，浑身酸痛，疲乏无力；还可伴有无汗或有汗，鼻塞少涕，咽干咽痛，干咳少痰，或眩晕，或口渴，或呕恶，或腹痛，或颈项强痛，舌红苔薄白或薄黄，脉浮微数或洪数。证属外寒里热证，临床疗效显著。

5. 流感高热。症见高热或微恶风寒，无汗或少汗，头痛，全身肌肉酸痛，烦躁面赤，恶心呕吐，体温 39.5℃以上，咽红肿，舌红苔黄脉浮数。证属卫气同病。从临床观察看，中药汤剂明显缓解了患者的症状，缩短了病程，取得满意疗效，值得临床推广研究。

【临床其他应用】

研究发现，柴葛解肌汤治疗亚急性甲状腺炎、紧张性头痛、单纯疱疹病毒性角膜炎、面神经麻痹、周围性面瘫、结节性红斑、小儿肺炎高热、小儿顽固性发热、颈源性头痛、多发性睑腺炎等，具有一定效果。

参考文献

[1] 熊兴江.基于 CCU 重症病例的《伤寒六书》柴葛解肌汤方证及其在医院内感染、急性上呼吸道感染等外感热病中的运用 [J]. 中国中药杂志，

2019，44（18）：3876–3882.

[2] 王晓静，王玉光，王融冰，等.11 例甲型 H1N1 流感确诊病例临床特征及治疗情况分析 [J]. 中医杂志，2009，50（7）：613–616.

[3] 孙建国.柴葛解肌汤治疗流行性感冒51 例 [J]. 中国中医急症，2011，20（4）：636.

[4] 李开梅，庄晓婵.中西医结合治疗流行性出血热 2 例 [J]. 河南中医，2007，27（7）：74–75.

[5] 王新述，崔继宝.柴葛解肌汤化裁治疗流感高热 42 例 [J]. 光明中医，1997，12（5）：19–20.

[6] 颜士欣，杨文军.柴葛解肌汤加减治疗亚急性甲状腺炎急性期临床观察 [J]. 山东中医药大学学报，2015，39（2）：142–144.

[7] 谢平金，温俊茂，廖璐.柴葛解肌汤治疗紧张性头痛应用心得 [J]. 中国中医急症，2014，24（8）：1576–1577.

[8] 杨高社.柴葛解肌汤加减治疗单纯疱疹病毒性角膜炎 40 例 [J]. 中国社区医师（医学专业），2010，12（14）：145.

[9] 马胜.柴葛解肌汤化裁治疗面神经麻痹 40 例疗效观察 [C]. // 国际传统医药大会论文摘要汇编.中华人民共和国国家中医药管理局、世界卫生组织：中国中医科学院针灸研究所，2000：190.

[10] 于功浩.柴葛解肌汤治疗周围性面瘫 40 例 [J]. 中国基层医药，1999，6（5）：29.

[11] 王志文，陈景华.柴葛解肌汤加味治疗结节性红斑 [J]. 浙江中医杂志，1995，30（3）：100.

[12] 张燕，于兆荣.柴葛解肌汤治疗小儿肺炎高热 60 例 [J]. 中国中医急症，2003，12（2）：179–180.

[13] 林素财，张银娇.柴葛解肌汤治疗小儿顽固性发热临证举隅 [J]. 现代中西医结合杂志，2009，18（11）：1253.

[14] 彭玉生.柴葛解肌汤加减治疗颈源性头痛 100 例 [J].光明中医，2007，22（6）：83-84.

[15] 王淑梅.柴葛解肌汤治疗多发性睑腺炎 [J].天津中医学院第一附属医院院刊，1984，1（Z2）：46-47.

代赈普济散

【立方背景】

代赈普济散出自清·吴瑭（1758—1836）《吴鞠通医案·温毒》。此方用东垣普济消毒饮，去直升少阳、阳明之升麻、柴胡，直走下焦之黄连，合化清气之培赈散，改名代赈普济散。原文记载："大意化清气，降浊气，秽毒自开也。方名代赈者，凶荒之后，必有瘟疫，凶荒者赈之以谷，瘟疫者，赈之以药，使贫者、病者，皆得食赈，故方名代赈也"。

【药物组成和用法】

组成：苦桔梗十两（370g），牛蒡子八两（296g），炒黄芩六两（222g），人中黄四两（148g），荆芥穗八两（296g），金银花一两（37g），蝉蜕（去足）六两（222g），马勃四两（148g），板蓝根四两（148g），薄荷四两（148g），玄参（臣）十两（370g），大青叶六两（222g），炒黑生大黄四两（148g），连心连翘十两（370g），僵蚕六两（222g），射干四两（148g）。

用法：上药为细末，每包五钱。小儿减半，去渣服。如病极重者，昼夜服十二包。至轻者服四包，量病增减。如喉痹滴水不下咽者，噙一大口，仰面浸患处，少时有稀痰吐出，再噙再吐，四五次喉即开。服药后如大便频数，甚至十数次者，勿畏也，毒尽则愈。

如服三五次，大便尚坚结不通者，每包可加酒炒大黄五六分或一钱。现代用散剂，温水调服。

【配伍分析】

古籍未见相关配伍分析。

作者按：大头瘟等温毒病证虽由温邪夹秽浊之气侵袭所致。本方由普济消毒饮去连、麻、柴、橘、参、草，加银花、青叶、射、蜕、芥穗、大黄、人中黄而成。方中以金银花、连翘为君，二药辛凉，清热透邪，且无伤阴之弊。玄参重用为臣，既补肾水，又制邪火。板蓝根、大青叶、黄芩、人中黄，四药寒凉，清透三焦之邪热，凉血解毒，而尤以人中黄甘寒入胃，乃退热之要药，解秽之灵丹，能解五脏实热，治阳毒热狂。薄荷，最善透窍，全身内外皆能透达，牛蒡子能升能降，为散风除热解毒之要药，蝉蜕、荆芥穗可疏散风热，透疹息风，四者相伍可散外束之风热邪。射干、马勃、桔梗清热解毒、消肿利咽。且炒黑生大黄苦寒，泻下之力弱，善凉血化瘀止血。僵蚕，祛风定惊，化痰散结，与桔梗相配载药上行，以利药达病所。诸药合用，清热解毒、疏风透疹、凉血祛斑，且肾水得滋而防攻伐之弊。

【主治疫病】

主治温毒、喉痹、项肿、发疹、发斑、牙痛、杨梅疮毒、上焦一切风热、皮毛痱痤等证。温毒是温病中具有肿毒或发斑表现的一类特殊病种，包括大头瘟、烂喉痧、痄腮等疾病。《温病条辨》中言："温毒，咽喉肿痛，耳前耳后肿，颊肿，面正赤，或喉不痛，但外肿，甚则耳聋。"其他疾病如果出现了局部肿痛、溃烂、肌肤斑疹等表现，亦可称之温毒，如猩红热、流行性腮腺炎等疾病。

【临床其他应用】

查阅文献，近人无使用代赈普济散用于治疗流行性疾病者。

根据《吴鞠通医案》记载，本方所治病证广泛。故凡风温、春温、暑温、温燥、温疫等温病过程中，见咽痛牙痛、口舌生疮、目赤肿痛、耳内肿痛、项肿、发疹发斑等，均可配合本方加减治疗。

参考文献

[1]　吴塘.吴鞠通医案 [M].上海：上海科学技术出版社，2010.

[2]　戴天章.重订广温热论 [M].福州：福建科学技术出版社，2010.

[3]　盛增秀，陈勇毅.中医治疫名论名方名案 [M].人民卫生出版社，2006.

[4]　杨建昕，李峰，李娜，等.板蓝根抗病毒活性成分研究进展 [J].辽宁中医药大学学报，2016，18（7）：141-143.

[5]　崔伟亮，李慧芬，刘江亭.大青叶抗病毒抑菌作用研究进展 [J].山东中医杂志，2014，33（5）：410-411.

三仁汤

【立方背景】

三仁汤出自清·吴塘所著《温病条辨·上焦篇》。原文记载："头痛恶寒，身重疼痛，舌白不渴，脉弦细而濡，面色淡黄，胸闷不饥，午后身热，状若阴虚，病难速已，名曰湿温，汗之则神昏耳聋，甚则目瞑不欲言，下之则洞泄，润之则病深不解，长夏深秋冬日同法，三仁汤主之。"

【药物组成和用法】

组成：杏仁五钱（20g），飞滑石六钱（24g），白通草二钱（8g），白蔻仁二钱（8g），竹叶二钱（8g），厚朴二钱（8g），生薏仁六钱（24g），半夏五钱（20g）。

用法：甘澜水八碗，煮取三碗，每服一碗，日三服。现代水煎服或颗粒冲服。

【配伍分析】

古籍未见相关分析。但指出"惟以三仁汤轻开上焦肺气，盖肺主一身之气，气化则湿亦化也"。

秦伯未先生按：三仁汤为湿温证的通用方，用杏仁辛宣肺气以开其上，白豆蔻、厚朴、半夏苦辛温通以降其中，薏苡仁、通草、滑石淡渗湿热以利其下，虽然三焦兼顾，其实偏重中焦。

【主治疫病】

主治湿温。现代临床用于治疗病毒性脑炎、流行性乙型脑炎、流行性出血热、水痘、钩端螺旋体病、病毒性肝炎、传染性非典型肺炎等传染性疾病。

1. **湿温**。湿温（又称湿瘟）因感受湿热疫疠之邪所引起的急性外感热病。初起以身热不扬、胸闷脘痞、苔腻脉缓等为主要症状，起病较缓，病势缠绵，病程较长，多稽留于气分，以脾胃为病变中心。相当于现代医学的伤寒及副伤寒。本病四时均可发生，但多发于夏末秋初雨湿较盛而气候炎热的长夏季节。

2. **病毒性脑炎**。症见头痛剧烈，精神不振，表情痛苦，频频恶心呕吐，呕吐物为胃内容物，双侧巴氏征弱阳性。舌质淡红、苔白厚稍黄，脉濡。证属湿邪郁结，郁而化热，湿热蒙蔽清窍。

3. **流行性乙型脑炎**。症见发热，突发冷汗，目睛上翻，腹胀，食欲不振，四肢温，口不渴小便黄，舌苔白腻微润，脉浮濡。脑脊液潘氏阳性。证属暑热夹湿。拟三仁汤合银翘散加减治之。

4. **流行性出血热**。症见尿量明显减少，甚则小便闭塞不通，小腹紧缩感，胸闷，微恶寒，无汗，周身困重。舌淡红，体胖大，黄白厚腻苔，脉浮。证属外有表证，湿热内蕴。方用五苓散合三仁汤加减以解表，温阳化气，清热利湿。

5. **水痘**。症见发热，咽痛，咳嗽，头面、四肢可见散在斑丘疹、疱疹，痘形大小不等，浆液较清，瘙痒，口腔咽部可见小溃疡点，面红，口渴，舌红、苔黄腻，脉滑数。证属湿毒蕴结气分。

6. 钩端螺旋体病。症见身热不扬，汗出热不解，或午后热盛，面垢，目赤，头重如裹，身困肢倦，胸闷院痞，恶心，纳差，腓肠肌疼痛，甚则不能站立、行走，尿少色黄，大便稀，舌红、苔黄厚腻，脉滑数。证属湿热弥漫三焦。

7. 病毒性肝炎。症见纳呆乏力，右肋胀痛，稍多食即感脘腹胀满，头身困重，精神差，大便时溏，舌质红，苔黄腻，脉弦数。肝功能异常，乙型肝炎血清阳性。证属湿热内阻，肝郁脾虚。采用三仁汤加减治疗 35 例慢性乙型肝炎患者，总有效率达 94.3%。

8. 传染性非典型肺炎。症见持续性高热，可伴有畏寒、肌肉酸痛、关节酸痛、头痛、腹泻、恶心、呕吐、乏力，或有咽痛、胸闷、气促，甚至呼吸窘迫。舌红、苔黄腻，脉滑数。肺部体征常不明显，或可闻少许湿啰音。证属湿热阻遏。国家中医药管理局组织专家制定的《非典型肺炎中医药防治技术方案（试行）》中非典型肺炎早起属湿热阻遏证者，推荐使用三仁汤合升降散加减。

9. 肺炎。症见发热，午后、夜间为甚，伴咳嗽，痰多而稠，脘痞呕恶，食少体倦，大便溏。舌稍红，有齿印，苔微黄厚腻，脉濡数。胸片示双下肺炎。证属湿热之邪蕴结气分，湿重于热。

【临床其他应用】

现代药理学分析证明三仁汤具有利尿、抗菌、抗病毒、抗炎、解热、镇痛、止咳、祛痰、止吐、利胆、免疫调节、降压、降血脂、健胃等多种药理作用。临床上广泛用于急性外感病证、内科、妇科、儿科、皮肤科等多种杂病的治疗。

参考文献

[1] 权沛沛.三仁汤浅析 [J].吉林中医药，2008，（1）：53.

[2] 杨延民.肠伤寒辨治一得 [J].河北中医，1988，（1）：21-22.

[3] 江文智.三仁汤加减治疗螺旋杆菌性副伤寒 32 例 [J].实用中医内科杂志，2006，（4）：425.

[4] 段玉环.三仁汤临床新用 [J].浙江中医杂志，1999，（11）：30.

[5] 盛增秀，陈勇毅.中医治疫名论名方名案 [M].北京：人民卫生出版社，2006.

[6] 姜树坤，孙艳红.五苓散合三仁汤治愈流行性出血热少尿期尿闭症 1 例 [J].黑龙江医药科学，2002，（3）：67.

[7] 唐建明.三仁汤治验举隅 [J].云南中医中药杂志，2011，32（1）：78.

[8] 孙捷.中西医结合治疗钩端螺旋体病 47 例 [J].陕西中医，1991，（11）：485-486.

[9] 戴建龙.三仁汤加减治疗乙型肝炎 35 例 [J].中国继续医学教育，2014，6（5）：120.

[10] 吴晶晶，聂建华，丁舸.试论三仁汤中"三仁"核心药组的配伍意义 [J].光明中医，2014，29（10）：2031-2033.

沈氏头瘟汤

【立方背景】

  沈氏头瘟汤出自清·沈金鳌（1717—1776）《杂病源流犀烛·瘟疫源流》。沈氏早年习儒，博闻强识，涉猎广博，至中年，犹屡试不中，遂矢志攻医，于临证各科均甚精通。他认为"人之生至重，必知其重而有以尊之，庶不致草菅人命"，故以"尊生"为书名，编成《沈氏尊生书》，《杂病源流犀烛》则包含在此书中。

【药物组成和用法】

  组成：川芎一钱（4g），桔梗、防风、荆芥穗各一钱半（6g），柴胡七分（3g），黄芩、归尾各二钱（8g）。

  用法：阳明邪盛者，加葛根、厚朴各半钱。现代水煎服，或颗粒冲服。

【配伍分析】

  古籍未见相关配伍分析。

  作者按：方中防风、荆芥穗解表散风，缓解疼痛，前者主要以活血行气为主，而后者主要通过祛风散寒来缓解头痛症状，两药一燥一散；川芎辛散温通，主行气，可上行头目、活血通络，当归主养血，具有行气、养血与活血三效，四药相配祛风通窍，头痛得缓。

桔梗宣肺利咽祛痰，黄芩苦寒泻肺火，柴胡和解少阳表里内外。此
方正如喻嘉言治温病"上焦如雾，升而逐之"的法则，诸药相伍可
疏散头面风热，泻火解毒利咽，以治疗大头瘟初起表证。

【主治疫病】

主治大头瘟。现代相当于流行性腮腺炎。症见憎寒发热，面红
咽痛。证属肺卫表证。《医方考》记载："乡人自北来者，皆言患者
头大如斗，跻头颈而还自若也。"此病属烈性传染病，不同阶段用药
不同，本方适用于流行性腮腺炎初起一二日。

【临床其他应用】

查阅文献，近人无使用沈氏头瘟汤用于治疗流行性疾病者。根
据此方配伍特性，推荐试用于新冠肺炎（轻型和普通型），以及扁桃
体炎（风热外袭型）、带状疱疹（气滞血瘀型）的治疗。

参考文献

[1] 吴崑. 医方考 [M]. 北京：人民卫生出版社，1990.

[2] 李果刚. 古代医家辨治疫病大头瘟刍议 [C]. // 中华中医药学会第九次
中医诊断学术会议论文集. 中华中医药学会中医诊断学会分会：中华
中医药学会，2008：3.

清瘟败毒饮

【立方背景】

清瘟败毒饮出自清·余霖（1723—1795）《疫疹一得·卷上·疫疹穷源》。余氏著《疫疹一得》一因忧民之心，乃为"公之于人，使天下有病斯疫者，起死回生"，二因孝义之情，抱恨其父染疫不治，曰："乾隆甲申，予客中州，先君偶染时疫，为群医所误"而"抱恨终天"，遂"思于此症，必有以活人者，公之于世，亦以稍释予怀"，三因读本草言石膏性寒，大清胃热，味淡而薄，能表肌热，体沉而降，能泄实热。恍然大悟，非石膏不足以治热疫，遇有其症，辄投之，无不得心应手。三十年来，颇堪自信，活人所不治者，笔难罄述。

原书载："乾隆戊子年，吾邑疫疹流行，一人得病，传染一家，轻者十生八九，重者十存一二，合境之内，大率如斯。初起之时，先恶寒而后发热，头痛如劈，腰如被杖，腹如搅肠，呕泻兼作，大小同病，万人一辙。有作三阳治者，有作两感治者，有作霍乱治者。迨至两日，恶候蜂起，种种危症，难以枚举。如此而死者，不可胜计。此天时之疠气，人竟无可避者也。原夫至此之由，总不外乎气运。人身一小天地，天地有如是之疠气，人即有如是之疠疾，缘戊子岁少阴君火司天，大运主之，五、六月间，又少阴君火，加以少

146

阳相火，小运主之，二之气与三之气合行其令，人身中只有一岁，焉能胜烈火之亢哉？医者不按运气，固执古方，百无一效。或有疑而商之者，彼即朗诵陈言，援以自证。要以执伤寒之法以治疫，焉有不死者乎？是人之死，不死于病而死于药，不死于药而竟死于执古方者之药也。予因运气，而悟疫症乃胃受外来之淫热，非石膏不足以取效耳！且医者意也，石膏者寒水也，以寒胜热，以水克火，每每投之百发百中。五月间余亦染疫，凡邀治者，不能亲身诊视，叩其症状，录受其方，互相传送，活人甚众。癸丑京师多疫，即汪副宪、冯鸿胪亦以予方传送，服他药不效者，俱皆霍然。故笔之于书，名曰清瘟败毒饮。"

【药物组成和用法】

组成：生石膏大剂六两至八两，中剂二两至四两，小剂八钱至一两二钱（大剂 224 ~ 294g，中剂 75 ~ 149g，小剂 30 ~ 45g），小生地大剂六钱至一两，中剂三钱至五钱，小剂二钱至四钱（大剂 23 ~ 37g，中剂 11 ~ 19g，小剂 7 ~ 15g），乌犀角大剂六钱至八钱，中剂三钱至四钱，小剂二钱至四钱（现以水牛角代，大剂 23 ~ 30g，中剂 11 ~ 15g，小剂 7 ~ 15g），真川连大剂四钱至六钱，中剂二钱至四钱，小剂一钱至一钱半（大剂 15 ~ 22g，中剂 8 ~ 15g，小剂 4g ~ 6g），生栀子、桔梗、黄芩、知母、赤芍、玄参、连翘、竹叶、甘草、丹皮（此部分剂量无记载）。

用法：疫证初起，恶寒发热，头痛如劈，烦躁谵妄，身热肢冷，舌刺唇焦，上呕下泄，六脉沉细而数，即用大剂；沉而数者，用中

147

剂；浮大而数者，用小剂。如斑一出，即用大青叶，量加升麻四、五分，引毒外透。此内外化解、浊降清升之法，治一得一，治十得十。以视升提发表而愈剧者，何不俯取刍荛之一得也。现代用水煎服，或颗粒冲服。

【配伍分析】

原书按："此十二经泄火之药也。斑疹虽出于胃，亦诸经之火有以助之。重用石膏直入胃经，使其敷布于十二经，退其淫热；佐以黄连、犀角、黄芩泄心、肺火于上焦，丹皮、栀子、赤芍泄肝经之火，连翘、玄参解散浮游之火，生地、知母抑阳扶阴，泄其亢甚之火，而救欲绝之水，桔梗、竹叶载药上行；使以甘草和胃也。此皆大寒解毒之剂，故重用石膏，先平甚者，而诸经之火自无不安矣。"

作者按：本方由白虎汤、黄连解毒汤、犀角地黄汤三方合方加减组成，白虎汤清阳明经大热，犀角地黄汤清营凉血，黄连解毒汤泻火解毒，主治热毒炽盛、热入营血、气血两燔之证，属大寒之剂，按其药物特性，可以治疗温热、毒热型疫病。方中山栀、黄芩、黄连、石膏，佐以知母、连翘、竹叶泻气分之实火；犀角、生地、丹皮，佐以玄参、赤芍泻血分之实火。甘草和阴解毒，清热祛痰，桔梗开结利肺，祛痰排脓。且生地、知母、玄参、赤芍四药又有滋阴之力，以防阴液耗伤。诸药合用，可奏泻气血之热毒，凉血救阴之功。此方易损阳气，在应用时需根据患者的具体实际情况调整，脾胃虚弱、素体阳虚患者须慎用，切勿盲目。其中石膏在应用时需先煎，后纳诸药，犀角今用水牛角代替，使用时用量加大即可。

【主治疫病】

主治热性疫证，相当于现今热性传染病。现代临床常用于治疗传染性非典型肺炎、流行性出血热、流行性乙型脑炎、流行性感冒、流行性腮腺炎、钩端螺旋体病、儿童传染性单核细胞增多症、麻疹、带状疱疹、手足口病等流行性疾病。

1. 传染性非典型肺炎。症见壮热、口渴、头痛、烦躁不宁，或神昏谵语，肌肤发斑，咳嗽痰中带血或咳血、舌红绛、苔黄少津、脉数。证属热毒炽盛型。本病为温热毒邪所致，所以在治疗时应始终祛除邪热为主，重用清热解毒之品。

2. 流行性腮腺炎并发脑膜炎。症见高热，嗜睡，两侧腮部肿痛如杏核大小，头晕头痛，呈喷射状呕吐，神经系统查体见颈项强直，双侧巴氏征阳性，腱反射存在，余无明显异常，舌苔薄黄，脉浮数。证属温毒内扰，灼伤肝胃，热扰神明。流行性腮腺炎并发病毒性脑膜炎是儿童时期最常见的并发症，多数预后良好，但少数患儿遗留一定神经、精神运动后遗症。中医认为本病为痄腮之变证，治当清温解毒，息风开窍。应用本方并随症加减，疗效确切。

3. 新型人感染 H7N9 禽流感。症见身灼热，神昏谵语，或昏愦不语，舌謇肢厥，舌色鲜绛，脉细数。证属热陷心包证。合用清营汤加减治疗。应用黄连建议小剂量 3 ~ 6g 为宜，一是因为黄连苦寒沉降，直入下焦，太阴温病是多为上焦病变，温病初期阶段，宜防止邪气深入；二是因为黄连苦寒，会化燥伤阴。

4. 儿童传染性单核细胞增多症。症见发热、咽红、烂乳蛾、鼻塞、浅表淋巴结肿大、肝脾肿大，部分有皮疹、舌红、脉数等。证属热毒炽盛证。四妙勇安汤配合清瘟败毒饮加减，联合更昔洛韦治疗儿童传染性单核细胞增多症热毒炽盛型，能够明显改善患儿的临床症状和体征及恢复时间。

5. 手足口病。症见高热、出疹、口腔溃疡、精神萎顿，舌红或绛、少津，苔黄腻，脉细数，指纹杂暗。证属湿热郁蒸型。与利巴韦林联合抗病毒治疗对于降低手足口病重症的发生率有重要意义。

6. 麻疹。症见高热、有汗，或汗泄不畅，口渴喜散，舌绛苔黄。证属热毒炽盛证。特别是对抗生素不敏感者，应用本方疗效显著。

7. 流行性脑脊髓膜炎。症见高热不退，项强抽搐，神昏谵语，甚则深度昏迷，口唇干燥，皮疹明显而色暗，舌质绛，苔黄少津，脉数。证属气营两燔型。以清瘟败毒饮为主中西医结合治疗流行性脑脊髓膜炎，具有退热较快，神志转清迅速，病情无反复的特点，可缩短疗程，提高疗效。

8. 流行性感冒。症见急起畏寒、高热、头痛、头晕、全身酸痛、乏力等中毒症状，可伴有咽痛、干咳、流鼻涕、流泪等呼吸道症状，少数病例有食欲减退，伴有腹痛、腹胀、呕吐和腹泻等消化道症状。现代医学研究证实此方有抗病毒作用，可迅速降低体温，缩短病程。

9. 钩端螺旋体病。症见发热，恶寒，头痛，全身肌肉酸痛，口渴，尿赤，疲乏无力、舌红或绛，脉数。证属热毒炽盛。

10. 流行性出血热。典型病人可见发热、出血、头痛、烦躁、肾脏损伤，舌质绛红，脉数者，证属邪入营血。对照组给予病毒唑静滴，同时予液体疗法，对症处理并发症。实验证明，中医药治疗对于流行性出血热得疗效是肯定的，且无不良反应。

11. 登革热。 症见发热、畏寒、头痛、面部潮红、全身乏力、肌肉及关节痛、胃纳减退，临床上分暑燥疫与湿热疫，清瘟败毒饮主要用于暑燥型登革热，再配合西医对症和支持治疗，可提高疗效，缩短病程。

12. 埃博拉病毒。 埃博拉病毒感染初期（2～3天）可见突然高热（38.8～42℃），剧烈头痛，头胀如裂，肌肉、关节疼痛，重者酸痛如被杖击，咽喉疼痛，或同时或随之腹部疼痛、恶心呕吐和头晕、小便短赤或混浊，极度乏力，这与清瘟败毒饮的主治较符合，可在治疗早期应用，以防病邪入里。

13. 流行性乙型脑炎。 症见高热、抽搐惊厥、昏迷常同时存在，严重者可见全身强直、角弓反张、目合、口开、喉间痰声辘辘，甚则可见喘促，鼻扇，呼吸衰竭而亡。有时可见脉伏，汗多、脱厥而死亡。证属热入营血。

14. 伤寒。 症见高热、腹痛、肝脾肿大，其治疗组治愈率100%，对照组口服氟哌酸胶囊，治愈率75%，疗效显著。

15. 疱疹性咽峡炎。 症见持续高热，烦热口渴，口臭，口水增多，小便黄少，大便硬，舌红，舌苔黄厚腻，脉滑数，指纹紫。证属湿热蒸盛型。清瘟败毒饮观察组的退热及疱疹消失时间、血清淀粉样蛋白A炎性指标的改善时间均短于服用布洛芬片及对乙酰氨基酚片对照组。

16. 水痘。 症见发热恶寒、头痛、颜面、胸背部及四肢可见散在的绿豆至黄豆大小红色丘疹以及小片状红斑，大部分兼有绿豆大小水疱，部分中央有脐凹，疱液混浊，部分疱壁已破，轻度糜烂，周围有红晕，舌质红、苔黄腻，脉洪数。证属邪毒外感、湿热内蕴。采用口服清瘟败毒饮加减配合静脉滴注阿昔洛韦注射液，能够快速解除成人水痘的全身症状，缩短病程，加速皮肤干涸愈合，治疗效果确切。

17. 猩红热。 症见起病急，出现突发高热，咽峡疼痛红肿，甚或化脓，皮肤出现弥漫性红疹点，舌绛红，脉数，证属邪入气营。对照组给予青霉素点滴注射，实验组疗效明显高于对照组，且无不良反应。

【临床其他应用】

研究发现，清瘟败毒饮对白血病、急性肺损伤、银屑病、脓毒症、肾病综合征出血发热、高热抽搐、弥漫性血管内凝血、川崎病、小儿支气管肺炎、败血症、系统性红斑狼疮、成人 Still 病、儿童特发性关节炎、急性全身化脓性感染、重型肝炎、Reiter 综合征、Wissler 综合征、剥脱性皮炎、化脓性髋关节炎、产后发热、带状疱疹、白塞综合征等的治疗均有效果。

参考文献

[1]　陈益昀，石占成，石英秀，等.清瘟败毒饮加减治疗传染性非典型肺炎28 例临床观察 [J]. 河北中医，2003，25（11）：805–806.

[2] 刘爱娟，宋启劳.清瘟败毒饮加减治疗流行性腮腺炎并发脑膜炎体会 [J].中医儿科杂志，2009，5（4）：22.

[3] 陈晓蓉，杨宗国，陆云飞，等.新型人感染 H7N9 禽流感中医证候分布规律及辨证论治思路 [J].中华中医药杂志，2013，28（10）：2825-2829.

[4] 闫永彬，孙晓旭，张慧娟.四妙清瘟败毒饮治疗儿童热毒炽盛型传染性单核细胞增多症临床研究 [J].中医学报，2016，31（4）：599-602.

[5] 徐萍萍，高树迎.清瘟败毒饮加减方治疗手足口病湿热郁蒸型的临床研究 [J].山东中医杂志，2011，30（6）：386-387.

[6] 徐伟现，杨济民.清温败毒饮加减治疗温毒严重麻疹 23 例报告 [J].江苏中医，1966，（1）：22-23.

[7] 覃小兰，韩凡，庞巍.中西医结合治疗流脑 5 例总结 [J].四川中医，2006，24（2）：51-52.

[8] 党世录，赵红斌.应用清瘟败毒饮加减治疗重症流感 124 例 [J].中国社区医师，2005，21（22）：42.

[9] 刘功饮.清瘟败毒饮化裁治愈钩端螺旋体病 68 例 [J].广西中医药，1987，10（3）：6-9.

[10] 郝向春，马素娟，陈玉良.清瘟败毒饮治疗流行性出血热 120 例临床观察 [J].中国中西医结合急救杂志，2001，8（1）：45-46.

[11] 吴烈强，刘壬海，江山寒，等.登革热 439 例临床分析 [J].广东卫生防疫资料，1980，20（2）：42-48.

[12] 柴瑞霭.从中医"暑燥疫"的角度探讨西非埃博拉病毒病的防治思路 [J].中国中医急症，2015，24（6）：990-992.

[13] 叶万新.祖国医学对流行性乙型脑炎的诊治 [J].湖南中医药导报，1996，（S1）：42-44.

[14] 邢聪，邢涛，邢雪梅，等.加减清瘟败毒饮治疗多重耐药性伤寒 22 例

[J]. 中国中西医结合杂志，1998，6（1）：45.

[15] 张琳，何德根，陈慧. 清瘟败毒饮加减对湿热蒸盛型疱疹性咽峡炎患儿血清淀粉样蛋白 A 的影响 [J]. 中国民间疗法，2019，27（16）：19-20.

[16] 李春生. 中西医结合治疗成人水痘 36 例 [J]. 陕西中医，2003，24（9）：791-792.

[17] 周新朝. 中药治疗猩红热 20 例观察 [J]. 实用中医药杂志，2015，31（10）：904.

清瘟解毒汤

【立方背景】

清瘟解毒汤出自清代熊立品（1703—1780）《治疫全书·卷五》。原文载："此方治初起瘟疫，四时伤寒，头痛，憎寒发热，呕吐恶心，咳嗽痰疾，气喘，面红目赤，咽喉肿痛。其效如神，凡四时不正之气，兴瘟疫流行之候。有病者固当服之，无病之人预服一二剂，百病不生。此方乾隆三年奉诏颁发，山东满洲官兵，百试百验。"

【药物组成和用法】

组成：柴胡一钱五分（6g），川芎一钱（4g），黄芩一钱（4g），赤芍一钱（4g），连翘（去心）一钱（4g），白芷一钱（4g），花粉一钱（4g），桔梗一钱（4g），玄参一钱（4g），羌活一钱（4g），葛根一钱（4g），淡竹叶一钱（4g），生甘草三分（1g）。

用法：加生姜三片为引，以水二盅，煎一盅，不拘时服。若瘟疫出现胸满，口渴，舌苔焦黄，狂言便秘，可加入枳实、酒大黄、厚朴微利之。现代水煎服，或颗粒冲服。

【配伍分析】

古籍未见相关配伍分析。

作者按：根据清瘟解毒汤的创立背景及药物组成，该方的 13 味药物共成解表清里之剂。方以葛根、柴胡为君。葛根味辛性凉，辛能外透肌热，凉能内清郁热；柴胡味辛性微寒，既为解肌要药，且有疏畅气机之功，又可助葛根外透郁热。羌活、白芷助君药辛散发表，并止诸痛；黄芩清泄里热，三药俱为臣药。其中葛根配白芷，清透阳明之邪热；柴胡配黄芩，透解少阳之邪热；羌活发散太阳之风寒，如此配合，三阳兼治。川芎活血行气、祛风止痛；赤芍清热凉血、散瘀止痛，二药配伍活血化瘀之功显著。天花粉配伍连翘清热解毒，生津止渴；桔梗宣畅肺气以解表；淡竹叶、玄参清热养阴；甘草调和诸药而为使药。诸药相配，功在解表散邪，兼清里热，对疫病表邪未解，里热已炽者，颇为适合。

【主治疫病】

主治初起瘟疫，四时伤寒，症见头痛，憎寒发热，呕吐恶心，咳嗽痰疾，气喘，面红目赤，咽喉肿痛。现代临床用于腮腺炎、流行性感冒、带状疱疹等流行性疾病。

1. 腮腺炎。症见高热不退，腮腺肿胀、疼痛难忍，心中烦躁不安，或伴有头痛如裂，食少纳呆，恶心呕吐，肌肉酸痛，便秘溲赤。常并发脑膜炎、睾丸炎。证属湿热毒蕴型。可用本方，或合用地龙糖化水外用，也可配合仙人掌外用。

2. 流行性感冒。症见急性高热、周身酸痛乏力、呼吸道症状等，一般会在秋冬季暴发。证属肺胃热盛型。研究发现，无论是在中西医临床疗效方面，还是在临床主要症状消失时间及免疫学相关指标改善方面，联合组均优于基础组，此方相较于单纯使用西药物，疗效更为确切与迅速，且联合组出现不良反应的情况低于基础组。

3. 带状疱疹。症见皮肤出现大片红斑、水疱，累累如串珠，局部刺痛。证属热毒蕴结型。研究显示清瘟解毒汤合麝香地龙液治疗带状疱疹优于龙胆泻肝汤，总有效率达到100%。

【临床其他应用】

临床还可用清瘟解毒汤加减治疗广泛耐药铜绿假单胞菌所致重症肺炎、小儿支原体肺炎、痤疮、口腔炎等。

参考文献

[1] 黄巧智.清瘟解毒汤治疗流行性腮腺炎36例[J].中医研究，2003，15（4）：49-50.

[2] 郭庆连.清瘟解毒汤及地龙糖化水治疗腮腺炎[J].中国民间疗法，2000，8（8）：30.

[3] 郑青秀.自拟清瘟解毒汤治疗流行性感冒的临床观察[J].中国中医急症，2018，27（6）：1045-1048.

[4] 赵凤来.清瘟解毒汤合麝香地龙液治疗带状疱疹36例观察[J].内蒙古中医药，2014，33（3）：30-31.

[5] 梁洪文，谭福柱，刘凯，等.清瘟解毒汤对广泛耐药铜绿假单胞菌相关性重症肺炎的临床研究[J].中国中医急症，2019，28（1）：44-46+50.

[6] 帅普霞.清瘟解毒汤联合阿奇霉素治疗小儿肺炎支原体感染50例[J].中国实用医药，2011，6（1）：127-128.

[7] 陈天顺，陈婵娟.清瘟解毒汤合淑美胶囊治疗痤疮126例[J].山西中医，2012，28（8）：17+19.

[8] 陈天顺，陈婵娟.清瘟解毒汤治疗阿弗他口腔炎118例[J].河南中医，2012，32（11）：1500-1501.

蒿芩清胆汤

【立方背景】

蒿芩清胆汤出自清·俞根初（1734—1799）《重订通俗伤寒论·六经方药·和解剂》。该书经何秀山、何廉臣、曹炳章及徐荣斋等名医的增订、校勘后，更名为《重订通俗伤寒论》，时人奉为"四时感证之诊疗全书"。俞氏，山阴（今浙江省绍兴市）陶里人，"寒温统一"思想代表人物之一。

《重订通俗伤寒论》中蒿芩清胆汤为和解少阳之方，用治暑疟、伏暑伤寒、发狂伤寒、正伤寒等。

【药物组成和用法】

组成：青蒿脑一钱半至二钱（6～8g），陈广皮一钱半至三钱（6～12g），仙半夏一钱半（6g），碧玉散（包）三钱（12g），青子芩一钱半至二钱（6～8g），生枳壳一钱半至三钱（6～12g），赤茯苓三钱（12g），淡竹茹三钱（12g）。

用法：水煎服，或颗粒冲服。

【配伍分析】

原书按："秀按：足少阳胆与手少阳三焦合为一经，其气化一寄于胆中以化水谷，一发于三焦以行腠理。若受湿遏热郁，则三焦之气机不畅，胆中之相火乃炽，故以蒿、芩、竹茹为君，以清泄胆火；

胆火炽，必犯胃而液郁为痰，故臣以枳壳、二陈，和胃化痰；然必下焦之气机通畅，斯胆中之相火清和，故又佐以碧玉，引相火下泄，使以赤茯苓，俾湿热下出，均从膀胱而去。此为和解胆经之良方。凡胸痞作呕，寒热如疟者，投无不效。""廉勘：青蒿脑清芬透络，从少阳胆经领邪外出，虽较疏达腠理之柴胡力缓，而辟秽宣络之功比柴胡为尤胜，故近世喜用青蒿而畏柴胡也。"

作者按：本方为治少阳胆热偏重，兼有湿热痰浊内阻之证。本方由温胆汤增入青蒿、黄芩、滑石、青黛组成，温胆汤清热除痰，但以化痰湿为主，清热之力尚不足，故又加入青蒿、黄芩、滑石、青黛寒凉之品。青蒿苦寒芳香，既可清透少阳邪热，又可透达膜原，引邪外出；黄芩苦寒，善清胆热，并能燥湿，两药相合，共为君药。竹茹善清胆胃之热，化痰止呕；枳壳下气宽中，除痰消痞；半夏燥湿化痰，和胃降逆；陈皮理气化痰，宽胸畅膈，四药相伍，清热化湿祛痰，共为臣药。赤茯苓、碧玉散清热利湿，导邪从小便而去，为佐使药。诸药合用，可使胆热清，痰湿化，气机畅，胃气和，诸症均解。

【主治疫病】

主治伏暑、疟疾，辨证为湿热疫邪伏于胆经膜原，症见胸痞作呕，寒热如疟者，慎用或禁用于寒疫、杂疫（多种邪气夹杂所引发的疫病）应用时应根据疫邪性质，增损使用。

现代临床研究用于治疗传染性非典型肺炎、流行性出血热、人禽流感、恙虫病、布氏杆菌病等传染性疾病。本方已应用于治疗新冠肺炎者。且素为温病之代表方，因此凡见以湿热之邪伏于少阳膜原的疫病即可参照本方进行治疗，根据湿热的多少进行增损。

1. 新冠肺炎。症见胸闷、干咳、少痰、乏力、纳差，大便黏滞不爽，小便可，舌红苔厚腻，脉细。

2. 流行性出血热。症见口苦，恶寒发热交替出现，头痛、腰痛、恶心、呕吐、颜面潮红，舌苔黄白而腻，脉弦数，邪在少阳者。

3. 疟疾。症见寒热往来，胸胁胀满，呕恶，口苦而干，渴欲饮水，不思谷食，小溲黄而短少，有热感，舌质红，苔黄厚腻，脉弦滑数。辨证为湿热之邪，阻于少阳。

4. 传染性非典型肺炎。症见寒热似疟（呈弛张热），脘痞心烦，身热午后较甚，入暮尤剧，天明得汗诸症俱减，肢体困倦，胸腹灼热不除，舌质稍红，苔白而腻，脉弦数。

5. 人禽流感。症见低热或不发热，干咳或痰少而黏，胃纳不佳，心烦，心悸失眠，口干而渴，或腹泻，舌干红少苔，脉细数，余热未清，低热明显可合蒿芩清胆汤加减。

6. 恙虫病。症见恙虫病中期热势减退，伴有口干，少气懒言，纳呆，舌质红而少苔。辨证为湿热未清，气阴已伤，方用蒿芩清胆汤加沙参、知母、太子参、天花粉等品。

7. 布氏杆菌病。症见间断发热，每于午后及夜间出现，发热时伴大量汗出，汗液带酸臭味，自觉背部及腋窝发烫，乏力，无咳嗽，纳眠差，小便可，大便偏干。舌红苔微黄腻，脉弦滑，证属少阳湿热。

【临床其他应用】

常用于治疗肺炎、肺癌发热、慢性咳嗽、支气管哮喘、盆腔炎性疾病、老年胆汁反流性胃炎、慢性萎缩性胃炎、慢性乙型黄疸肝炎、胆囊癌肝转移、晚期胆囊癌、肝内胆管结石、急性胰腺炎、突发性耳聋、更年期失眠、抑郁症、口腔扁平苔藓、顽固性腹痛等疾病。

参考文献

[1]　胡美霖，董若兰，陈广，等．中西医结合治疗重症新型冠状病毒性肺炎临床病例 1 例 [J/OL]. 中国中西医结合杂志，2020，40（2）：1-3.

[2]　王建军，王建勤．中西医结合治疗流行性出血热 5 例 [J]. 河南中医，2001，23（5）：43-44.

[3]　姚公树．蒿芩清胆汤治疗高热 34 例 [J]. 江苏中医杂志，1987,（6）：6-7.

[4]　彭胜权．中医对非典型肺炎的认识及论治 [J]. 新中医，2003,（7）：3-5.

[5]　人感染高致病性禽流感中医药诊治指导方案（天津）[J]. 天津中医药，2005，22（6）：441-443.

[6]　唐雪春，杨德福．中西医结合诊治 8 例恙虫病临床报道 [J]. 广州中医药大学学报，1999，16（1）：63-65.

[7]　张宇婷．蒿芩清胆汤加减联合西药治疗布氏杆菌病一例报告 [C]. // 第四次全国温病学论坛暨温病学辨治思路临床拓展应用高级研修班论文集．中华中医药学会、北京中医药大学：北京中医药大学，2018：179-182.

[8]　桑凤梅，刘兴国，晨辉．蒿芩清胆汤对湿热型流感病毒性肺炎患者的疗效及免疫指标与 NF-κB 水平分析 [J]. 中华医院感染学杂志，2014，

24（24）：6050-6051+6054.

[9] 苏朝艳.蒿芩清胆汤治疗肺炎发热湿热内郁证的临床观察[J].系统医学，2019，4（13）：16-18.

[10] 蔡靖宜，吉训超.蒿芩清胆汤治疗儿童社区获得性肺炎（湿热内闭证）临床研究[J].中国中医急症，2019，28（1）：54-56+80.

[11] 衣秀秀，田建辉.田建辉教授使用蒿芩清胆汤治疗肺癌发热经验举隅[J].内蒙古中医药，2017，36（Z2）：61-62.

[12] 王文佳.蒿芩清胆汤加味治疗慢性咳嗽（胆胃失和证）的临床观察[D].长春：长春中医药大学，2019.

[13] 赵东凯，王檀.应用蒿芩清胆汤治疗支气管哮喘（胆胃郁热，肺气上逆型）58例临床观察[J].中国医学工程，2011，19（7）：136+138.

[14] 谭志平，陈观尚，林玲莉.蒿芩清胆汤联合血府逐瘀胶囊对盆腔炎疾病所致痛经患者血清Th1/Th2和GM-CSF水平的影响[J].广东医科大学学报，2019，37（6）：647-650.

[15] 谢怡.蒿芩清胆汤联合克林霉素磷酸酯治疗盆腔炎性疾病后遗症的效果及对血清辅助性T细胞1/辅助性T细胞和粒细胞-巨噬细胞集落刺激因子水平的影响[J].中国医药，2018，13（7）：1083-1086.

[16] 李如卿.蒿芩清胆汤联合穴位按摩辅助治疗老年胆汁反流性胃炎临床研究[J].新中医，2019，51（5）：100-103.

[17] 张婷婷.蒿芩清胆汤应用于慢性萎缩性胃炎1例[J].河南中医，2014，34（3）：551.

[18] 熊毅，张华侨，寇芳.蒿芩清胆汤联合拉米夫定治疗湿热并重HBeAg阳性慢性乙型黄疸肝炎57例[J].内蒙古中医药，2013，32（33）：54.

[19] 公培强.蒿芩清胆汤联合高强度聚焦超声治疗胆囊癌肝转移疗效及其对患者血清免疫球蛋白含量的影响[C].// 2017年第五次世界中西医结合大会论文摘要集（中册）.中国中西医结合学会：中国中西医结合学

会，2017：969.

[20] 王忠亮.蒿芩清胆汤联合吉西他滨与顺铂化疗方案对晚期胆囊癌患者健康状态评分及免疫功能的影响 [J].中国民间疗法，2019，27（8）：67-69.

[21] 陈涤平，陈四清.清利肝胆湿热法辨治肝内胆管结石体会 [J].中医药通报，2017，16（4）：50-52.

[22] 滕阳春，李玲.自拟五土蒿芩清胆汤＋西药对急性胰腺炎的治疗效果及实验室指标的影响 [J].中外女性健康研究，2018（15）：31-32.

[23] 段金娜，黄秀深.黄秀深用蒿芩清胆汤加减治疗突发性耳聋经验 [J].实用中医药杂志，2014，30（4）：335.

[24] 应菊娅.蒿芩清胆汤辨治更年期失眠经验 [J].上海中医药杂志，2013，47（6）：81+88.

[25] 程岚，孙学东，李萌.孙学东应用蒿芩清胆汤治疗胆热痰扰型抑郁症经验探讨 [J].中国民间疗法，2018，26（14）：13-14.

[26] 熊鹰，臧力学.蒿芩清胆汤合左金丸加减治疗口腔扁平苔藓 1 例 [J].吉林中医药，2011，31（5）：447.

[27] 马月，杨强.蒿芩清胆汤治疗顽固性腹痛 1 例 [J].吉林中医药，2010，30（11）：985.

[28] 俞根初.重订通俗伤寒论 [M].北京：中国中医药出版社，2011.

甘露消毒丹

【立方背景】

甘露消毒丹出自清·叶桂（1666—1745）《叶氏医效秘传·瘟疫》。雍正癸丑年间，温疫大规模流行，沿门阖境，递相传染，抚吴使者为应对此次温疫，便嘱苏州名医叶桂制方以救之。叶桂言："时毒疠气，必应司天。癸丑太阴湿土气化运行，后天太阳寒水，湿寒合德，挟中运之火，流行气交，阳光不治，疫气乃行。故凡人之脾胃虚者，乃应其疠气，邪从口鼻皮毛而入，病从湿化者……湿犹在气分，甘露消毒丹治之。"（《续名医类案·疫证》）根据五运六气理论，癸丑之岁，岁火不及，寒乃大行，客气为太阴湿土司天，太阳寒水在泉。由于阴湿之气凝结于上，寒水之气积留于下，阳气敷布失常，阴气流行于外，加之岁火不及，阳气失于助力，叶桂创立此方以应之。因为鼻通天气，口通地气，而气交居于其中，使脾胃得健，气交通常，阳光则得以周流。此方治湿温时疫，有显著疗效，且在夏令暑湿季节最为常用。

【药物组成和用法】

组成：飞滑石十五两（555g），绵茵陈十一两（407g），淡黄芩十两（370g），石菖蒲六两（222g），川贝母、木通各五两（185g），藿香、连翘、射干、薄荷叶、白豆蔻各四两（148g）。

用法：上药生晒研为细末，每服三钱，开水调下，或神曲糊丸，如弹子大，开水化服亦可。此丹治湿温时疫，效著亦神。现代用散剂、丸剂、汤剂，水煎服，用量按原方比例酌定。

【配伍分析】

国医大师李士懋按：方中重用滑石、茵陈、黄芩，其中滑石既可清热，又可淡渗利湿；茵陈既可清热，又可芳香化湿，还可醒脾和中；黄芩既可清热，又可苦寒燥湿。三药相合，清热利湿，共为君药。石菖蒲、藿香、白豆蔻助茵陈芳香化湿、醒脾和中；木通助滑石、黄芩清热利湿和苦寒燥湿。上述四药，共为臣药。连翘、射干、贝母、薄荷清热解毒、散结消肿、利咽止痛，共为佐药。全方共奏清透火热、清热解毒、芳香化湿、醒脾和中、淡渗除湿、苦寒燥湿、散结消肿、利咽止痛之功。

作者按：根据叶氏创立甘露消毒丹的背景及药物组成，可以看出构成该方的11味药物，既有利湿化浊之品，又有清热解毒之品，故知湿热合邪是其致病之因。那么，该方是如何祛湿清热解毒，从而给邪以出路，恢复气机升降的呢？"温邪上受，首先犯肺"，湿郁卫气，导致肺卫失宣，久则邪热壅肺，治宜清热、宣肺、化痰。故用薄荷宣郁达表，黄芩、连翘清热解毒，射干、川贝母清热化痰，共奏清宣郁热、导热外出，且二者是针对咽喉肿痛的专病专药。湿热之邪阻滞脾胃，影响中焦气机，故以芳香醒脾、行气化浊之藿香、石菖蒲、白豆蔻，宣畅脾胃气机。在宣上、畅中的同时加入淡渗利湿之滑石、茵陈、木通，使湿邪通过小便排出体外。诸药配合宣上、畅中、利下，三焦通调，着眼于给邪以出路，恢复人体气机流通，故湿热自除。综上所述，甘露消毒丹不仅适合湿温时疫，还是夏季暑湿季节，由湿热并重导致的各种疾病的通治方。

【主治疫病】

主治湿温时疫。邪在气分，湿热并重证，为夏令暑湿季节常用方。临床表现为身热困倦、胸闷腹胀、吐泻疟痢、颐肿咽疼、溺赤便闭、淋浊身黄、斑疹疮疡、舌苔淡白，或厚腻，或干黄，病变涉及三焦，内熏肝胆，外渍肌肤，上至咽喉，下至二便，具有较强传染性。

2003 年传染性非典型肺炎流行期间，本方作为邓铁涛教授治疗方案应用。现代还用于治疗流行性出血热、手足口病、急性化脓性扁桃体炎、腮腺炎等疾病。

1. 传染性非典型肺炎。主治湿热蕴毒证。症见发热，午后尤甚，汗出不畅，胸闷脘痞，口干饮水不多，干咳或呛咳，或伴咽痛，口苦或口中黏腻，苔黄腻，脉滑数。

2. 慢性乙型肝炎。症见神乏、嗜睡、腹胀腹泻、食欲不振、恶心欲呕、便溏、黄疸、肢困、苔腻等，病程长者则迁延难愈。证属湿热疫毒型。研究显示本方在改善临床症状以及肝功能、病毒学指标上行之有效。本方可单独使用，或合用二陈汤、小柴胡汤等中药，或与水飞蓟宾葡甲铵片、甘草酸二铵片等保肝抗炎西药联合使用。刘敏、夏俊均报道本方可治疗慢性乙型肝炎。此外还有褚裕义、陈岩岩均报道本方可治疗急性病毒型肝炎。

3. 流行性出血热。症见全身中毒症状，如畏寒、高热、全身痛、头痛、眼眶痛、腰痛、口干、口渴、食欲减退、恶心呕吐、身困乏力等，毛细血管中毒症状，如面、颈、胸部潮红，呈醉酒貌，眼睑浮肿，球结膜充血，皮肤有出血点，性情淡漠，神疲，皮肤潮红，两肾区叩击痛明显，舌红苔黄厚。证属湿热熏蒸型。

4. 伤寒。症见持续高热、腹部不适、肝脾肿大、白细胞低下，部分病人有玫瑰疹和相对缓脉。证属湿热蕴结型。临床上本方与左氧氟沙星注射液联合使用。在伤寒、副伤寒的诊治中，单纯西医治疗虽可见效，但取效慢，病程长，如配合中药治疗，则可迅速缓解患者发热、饮食差、精神差等临床症状，提高疗效，缩短病程，减少并发症。

5. 手足口病。症见以手、足、口腔、臀部等部位出现疱疹为特征，少数患者可发生心肌炎、肺水肿、无菌性脑膜炎等并发症；发热，可伴头痛、咳嗽、流涕、食欲不振、恶心、呕吐、腹泻等症。证属热毒蕴结型。甘露消毒丹治疗组的证候疗效、症状疗效均优于利巴韦林对照组。

6. 流行性腮腺炎。张氏以甘露消毒丹加减治疗小儿流行性腮腺炎属热毒蕴结证，服 5 剂后，左腮肿胀及诸症均消失。李氏研究了甘露消毒丹对流行性腮腺炎防治作用，选取 56 例流行性腮腺炎患者进行研究，研究结果显示甘露消毒丹可明显缩短流行性腮腺炎临床症状消失时间，且无不良反应。

【临床其他应用】

临床上还可治疗治疗扁桃体炎、支原体肺炎、胆汁反流性胃炎、慢性咽喉炎、急性鼻窦炎、皮肤病、散发性脑炎和口疮等疾病。

参考文献

[1] 岳冬辉，孙健，毕岩．甘露消毒丹立方本旨及在临床中的应用 [J]．中国中医基础医学杂志，2015，21（12）：1586–1587.

[2] 张再康．国医大师李士懋甘露消毒丹临证新识 [N]．中国中医药报，2018–02–12（004）.

[3] 王健．甘露消毒丹立方本旨探析 [J]．中国中医基础医学杂志，2014，20（4）：438–439.

[4] 靳士英．邓铁涛教授论传染性非典型肺炎 [J]．现代医院，2003，3（4）：4–6.

[5] 江明洁，贺劲松．甘露消毒丹治疗慢性乙型肝炎临床研究概况 [J]．中西医结合肝病杂志，2017，27（5）：316–318.

[6] 刘敏，利旭辉．甘露消毒丹加减治疗慢性乙型肝炎 32 例的疗效观察 [J]．临床和实验医学杂志，2008，7（7）：46–47.

[7] 夏俊．甘露消毒丹加减与西药联用方案治疗慢性乙型肝炎的临床疗效观察 [J]．四川医学，2013，34（1）：132–134.

[8] 楮裕义．甘露消毒丹治疗急性病毒性肝炎临床观察 [J]．中医杂志，1999，40（2）：87–88.

[9] 陈岩岩，王瑾．甘露消毒丹加减治疗急性黄疸型肝炎 44 例观察 [J]．世界最新医学信息文摘，2017，17（19）：137.

[10] 许丰敏．甘露消毒丹加减在流行性出血热发热期中的运用 [J]．江西中医药，1991，22（1）：20.

[11] 郭维玲．甘露消毒丹加味配合西药治疗伤寒 35 例疗效观察 [J]．实用中西医结合临床，2005，5（3）：48.

[12] 喻永锋.甘露消毒丹加味配合西药治疗副伤寒16例体会[J].基层医学论坛，2011，15（14）：437-438.

[13] 曹军连.甘露消毒丹加减治疗手足口病41例临床观察[J].医学研究杂志，2009，38（3）：106-107.

[14] 杨东新，曾可，王波，等.甘露消毒丹合升降散治疗小儿急性化脓性扁桃体炎100例临床观察[J].中国民族民间医药，2018，27（16）：125-128.

[15] 杜洪喆，李新民，晋黎，等.甘露消毒丹辅助治疗小儿重症支原体肺炎（湿热证）临床研究[J].天津中医药，2015，32（8）：477-480.

[16] 张立强.甘露消毒丹加减治疗胆汁反流性胃炎的临床研究[J].世界最新医学信息文摘，2016，16（38）：68+72.

[17] 魏述程，岳冬辉，于连贺，等.甘露消毒丹治疗湿热类疾病临床研究概述[J].中医药临床杂志，2017，29（5）：735-738.

[18] 叶秀英.甘露消毒丹加味治疗湿热喉痹临床观察（附146例分析）[C].重庆市中医药学会学术年会论文集.重庆市中医药学会，2010：12-14.

[19] 张群.甘露消毒丹治疗急性鼻窦炎临床观察[J].湖北中医杂志，2004，（8）：36.

[20] 陈璐.浅谈甘露消毒丹临床用于皮肤病的概况[C].// 2013中华中医药学会皮肤病分会第十次学术交流大会暨湖南省中西医结合皮肤性病第八次学术交流大会论文汇编.中华中医药学会皮肤病分会：中华中医药学会，2013：380-381.

[21] 王爱民.甘露消毒丹为主方治疗散发性脑炎16例[J].江苏中医，1997，（7）：10-11.

[22] 陈维云，吕效杰.甘露消毒丹治疗急性湿热型口疮[J].中医药研究，2000，（6）：23.

[23] 延铭.甘露消毒丹临床应用举隅[J].新中医，2008，40（1）：89.

[24] 文泰.甘露消毒丹对流行性腮腺炎的防治作用[J].临床医学研究与实践，2016，1（4）：57.

安宫牛黄丸

【立方背景】

安宫牛黄丸出自清·吴瑭《温病条辨·卷一》。1793 年，京城瘟疫横行，吴瑭将牛黄清心丸加减化裁，创制了安宫牛黄丸，活人无数，认为"邪入心包，舌謇肢厥，牛黄丸主之，紫雪丹亦主之。""温毒神昏谵语者，先予牛黄丸、紫雪丹之属，继予清宫汤。"

【药物组成和用法】

组成：牛黄、郁金、犀角（现以水牛角代）、黄连、朱砂、山栀、雄黄、金箔衣、黄芩各一两（37g），珍珠五钱（20g），梅片、麝香各二钱五分（10g）。

用法：上为极细末，炼老蜜为丸，每丸一钱，金箔为衣，蜡护。脉虚者人参汤下，脉实者银花、薄荷汤下，每服一丸。大人病重体实者，日再服，甚至日三服；小儿服半丸，不知再服半丸。

现代用法：口服。一次 1 丸，一日 1 次；小儿三岁以内一次 1/4丸，四岁至六岁一次 1/2 丸，一日 1 次。或遵医嘱。中成药安宫牛黄丸各厂家品质不同，牛黄、麝香多以人工牛黄、人工麝香代替，并以水牛角或水牛角浓缩粉代替犀角入药。

【配伍分析】

原书按："此芳香化秽浊而利诸窍，咸寒保肾水而安心体，苦寒通火腑而泻心用之方也。牛黄得日月之精，通心主之神。犀角主治百毒，邪鬼瘴气。珍珠得太阴之精，而通神明，合犀角补水救火，郁金草之香，梅片木之香（即冰片，洋外老杉木浸成。近世以樟脑打成伪之，樟脑发水中之火，为害甚大，断不可用），雄黄石之香，麝香乃精血之香，合四香以为用，使闭固之邪热温毒深在厥阴之分者，一起从内透出，而邪秽自消，神明可复也。黄连泻心火，栀子泻心与三焦之火，黄芩泻胆、肺之火，使邪火随诸香俱散也。朱砂补心体，泻心用，合金箔坠痰而镇固，再合珍珠、犀角为督战之主帅也。"

作者按：暑热邪毒侵袭机体，热邪内陷，则常见高热惊厥，神昏谵语。方中牛黄芳香气清，可直入心包，以清热解毒开窍，辟邪解秽，且犀角清心凉血，麝香开窍醒神，三味共为君药。郁金苦辛芳香，散气行血，可除留于膈间的黏腻秽浊之气。黄连、黄芩性燥，善清上、中焦之湿热，栀子清三焦火热，清上导下，可除不尽之邪，雄黄辛温，燥湿祛痰以豁痰，共为臣药。郁金、冰片芳香化浊通窍，朱砂、珍珠、金箔镇心安神，共为佐使。诸药合用，有清热燥湿、祛湿豁痰、开窍安神之功。此方开窍醒神之力强，泻火解毒之功著，实为各种疫病发展过程出现上述危重证候的通治之方。诸疫之温热毒者，首先犯肺，逆传心包，而出现神昏谵语、高热惊厥者尤宜。寒湿之疫毒，延日传变，化热扰神者亦可选用。

【主治疫病】

现代临床用于治疗新冠肺炎、传染性非典型肺炎、流行性乙型脑炎、流行性出血热、流行性脑脊髓膜炎、中毒性痢疾、手足口病、甲型 H1N1 流感等传染性疾病。

1. 新冠肺炎。症见神昏，烦躁，胸腹灼热，手足逆冷，呼吸急促或需要辅助通气，舌质紫绛，苔黄褐或燥，脉浮大无根。证属内闭外脱。

2. 传染性非典型肺炎。主治邪盛正虚，内闭外脱证。症见发热不明显，喘促明显，倦卧于床，不能活动，不能言语，脉细浅数，无力，面色紫绀；或汗出如雨，四肢厥逆，脉微欲绝。临床疗效显示本方可广谱抗菌，有良好的退热效果并能提高人体免疫力。2003年"非典"期间，邓铁涛教授治疗方案应用本方治疗传染性非典型肺炎。

3. 流行性乙型脑炎。病机为感受暑热疫毒，循卫气营血传变，化火、生痰、动风所致，故多见于夏秋季。以发热、头痛、呕吐为首发症状，多数伴有抽搐及意识障碍，部分有呼吸道感染、上消化道出血等并发症及失语、肢体瘫痪等恢复期症状。有研究表明，在常规治疗的基础上加用安宫牛黄丸，能缩短病程、减少恢复期症状。

4. 流行性出血热。症见恶寒发热，头痛，全身酸痛，面红目赤，口干咽痛，颈胸部潮红，恶心呕吐，食欲减退，腹胀苔腻或腹痛腹泄，皮肤瘀点，痛有定处，舌质紫暗。临床研究证明本方治疗流行性出血热发热期患者疗效明显，能缩短发热期，提高越期率，促进肝、肾和血液功能恢复，减少并发症的发生。

5. 手足口病。症见发热及手、足、口腔黏膜的斑丘疹、疱疹，少数患者易引发脑膜炎、神经源性肺水肿、心肌炎等严重并发症。证属毒热动风型。安宫牛黄丸观察组退热时间、嗜睡消失时间及肌阵挛消失时间均短于对照组。刘舒慧、韦鸿光临床观察均证明加用安宫牛黄丸治疗手足口病临床表现消失时间短于对照组。

6. 甲型 H1N1 流感。 症见高热，口渴，烦躁不安，甚者神昏谵语，咳嗽或咯血，胸闷憋气，气短，舌质红绛，苔黄，脉细数。证属气营两燔。

【临床其他应用】

据文献报道，安宫牛黄丸可治疗肝昏迷、小儿发热惊厥、脑出血、精神分裂症、脂肪栓塞、结核性脑膜炎、多种疑难皮肤病、中风、小儿病毒性脑炎、癫痫、重症颅脑损伤等。

参考文献

[1] 新型冠状病毒感染的肺炎诊疗方案（试行第三版）[J]. 天津中医药，2020，37（1）：1-3.

[2] 张宁，胡荫奇，刘世巍，等. SARS 的鉴别诊断与早期中医症状学特征 [3]. 中国医药学报，2003，18（11）：676-678.

[3] 孙霈，王小红. 传染性非典型肺炎中医防治 [M]. 北京：人民卫生出版社，2003.

[4] 周海兰. 武汉市 2010 年 90 例乙脑流行病学与临床特征分析 [J]. 公共卫生与预防医学，2011，22（3）：80-81.

[5] 周海兰，闫勇，李华东. 中西医结合治疗流行性乙型脑炎的比较研究 [J]. 湖北中医杂志，2011，33（1）：13-14.

[6] 王春英，于汉和，李作平.安宫牛黄丸治疗流行性出血热的初步观察 [J].临沂医专学报，1993，15（2）：100.

[7] 朱庆雄，官文芳，张海平，等.安宫牛黄丸治疗重型手足口病疗效观察 [J].中国中西医结合儿科学，2016，8（5）：480-482.

[8] 刘舒慧.安宫牛黄丸联合丙种球蛋白治疗重症手足口病的临床疗效观察 [J].实用心脑肺血管病杂志，2014，22（7）：129-130.

[9] 韦鸿光，陈南桂.安宫牛黄丸治疗重症手足口病 68 例 [J].光明中医，2015，30（4）：779-780.

[10] 甲型 H1N1 流感诊疗方案（2009 年第三版）[J].中华危重症医学杂志（电子版），2009，2（1）：19-24.

[11] 中医对肝炎分期分型和防治草案 [J].天津医药杂志，1965，6（10）：840-842.

[12] 钟天圳，刘海波，邱新瑜.安宫牛黄丸对急性肝昏迷的疗效简介 [J].江西中医药，1960，10（12）：31.

[13] 高志红.安宫牛黄丸治疗小儿发热惊厥的药效及药理分析 [J].世界最新医学信息文摘，2018，18（95）：168.

[14] 耿峰，喻莉.安宫牛黄丸联合神经生长因子治疗急性脑出血临床疗效及安全性分析 [J].实用医学杂志，2018，34（16）：2790-2793.

[15] 邵加伟，林玉.安宫牛黄丸治疗精神分裂症疗效的观察 [J].新医学，1978，9（3）：141.

[16] 卢雄才，褟志鹏，刘保清.安宫牛黄丸治疗脂肪栓塞综合征 16 例 [J].中国骨伤，2001，14（3）：50.

[17] 李钊，邢岚.安宫牛黄丸治疗结核性脑膜炎 6 例 [J].内蒙古中医药，1997，（S1）：53.

[18] 刘旖旎，林少健，眭道顺.安宫牛黄丸在皮肤科临床应用举隅 [J].时珍国医国药，2007，18（5）：1211.

[19]　郑静.安宫牛黄丸在中风急性期的疗效分析 [J].中国继续医学教育，2019，11（20）：155-157.

[20]　庞善坤.安宫牛黄丸联合治疗小儿病毒性脑炎的临床观察 [J].中国合理用药探索，2019，16（6）：110-112.

[21]　张用华，吴敏玲.观察安宫牛黄丸对脑出血患者早期发热和癫痫发作的影响 [J].中国现代药物应用，2018，12（23）：204-205.

[22]　谢伟坚，江慧玲.安宫牛黄丸辅治重型颅脑损伤对 GCS 评分及并发症的影响 [J].实用中医药杂志，2018，34（12）：1451-1452.

犀地清络饮

【立方背景】

犀地清络饮出自清·俞根初《重订通俗伤寒论》，原文记载："犀地清络饮，治热陷包络，瘀塞心孔，身热心烦不卧，神昏谵语方。"

俞根初乃浙江绍兴人，此方虽出自《重订通俗伤寒论》，却是俞根初根据温病学家叶桂"入血就恐耗血动血，直须凉血散血""久病必瘀于络"的学术思想在犀角地黄汤的基础上化裁而来。

【药物组成和用法】

组成：犀角汁（冲，现以水牛角代）四匙（20mL），牡丹皮二钱（8g），连翘、赤芍药各钱半（6g），鲜生地黄八钱（32g），桃仁九粒，竹沥（冲）二瓢（60mL），生姜汁（冲）二滴，鲜菖蒲汁二匙（冲）10mL。

用法：先用鲜茅根一两（40g），灯心五分（2g），煎汤代水煎服。现代水煎服，或颗粒冲服。

【配伍分析】

原书按："热陷包络神昏，非痰迷心窍，即瘀塞心孔，必用轻清灵通之品，始能开窍而透络。故以千金犀角地黄汤凉通络瘀为君；臣以带心翘透包络以清心，桃仁行心经以活血；但络瘀者必有黏涎，故又佐姜、沥、菖蒲三汁，辛润以涤痰涎，而石菖蒲更有开心孔之功；妙在使茅根交春透发，善能凉血以清热；灯心质轻味淡，更能清心以降火。此为轻清透络，通瘀泄热之良方。如服后二三时许不应，急于次煎中调入牛黄膏，以奏速效。"

作者按：此方以犀角地黄汤为基础，有凉血散血之功。用鲜生地，取其多汁以滋阴清热。生姜汁与竹沥同用，既护胃又止呕，而且它也有化痰作用。竹沥清化热痰，但因其大苦大寒易损胃气，故以姜汁之辛温制约其苦寒。石菖蒲汁辛温芳香，能化痰开窍。三汁共用，豁痰开窍，以开心包之闭。连翘轻扬宣透，透热转气。灯心质轻味淡，更能清心以降火，轻扬而清心经气分之热，也有透热转气作用。鲜茅根甘寒，凉血滋阴，再用丹皮、赤芍、桃仁活血化瘀，以通络脉之瘀塞。

【主治疫病】

主治暑疫，伏暑痢，《血证论》云："暑者，湿热合气之谓也。热蒸则湿动，湿郁则热遏，湿热合化，是为暑气，月令所谓土润溽暑，此之谓也……疫者，四时不正恶戾臭秽之气，触人为病，病气又能传染，是名曰疫。血家阴虚，疫邪易发，故并言之。"余晴认为暑疫是各种原因失血后形成的血家阴虚者，是很容易感受暑疫湿热之邪而使病情加重的疾病。相当于现代流行性乙型脑炎、H7N9禽流感。

1.H7N9禽流感。 症见典型的病毒性肺炎症状，起病急，病程早期均有发热（38℃以上）、咳嗽等呼吸道感染症状。起病5～7天出现呼吸困难等重症肺炎相关表现，并进行性加重，部分病例可迅速发展为急性呼吸窘迫综合征并死亡，依赖病原学检查有利于确诊。

2. 流行性乙型脑炎。症见起病急，有高热、头痛、呕吐、嗜睡等症，重症患者有昏迷、抽搐、吞咽困难、呛咳和呼吸衰竭等症状。确诊有赖于血清学和病原学检查。

【临床其他应用】

文献报道还可应用于脓毒症、急症出血等。

参考文献

[1]　李鑫辉. 活学活用温病名方 [M]. 北京：中国中医药出版社，2014.

[2]　余晴.《血证论》对暑疫认识之浅见 [J]. 浙江中医杂志，2009，44（3）：166-167.

[3]　王付. 王付儿科选方用药技巧 [M]. 郑州：河南科学技术出版社，2018.

[4]　胡慧良. 俞根初学术思想与人感染 H7N9 禽流感的治疗 [J]. 中国中医急症，2013，22（9）：1555-1556.

[5]　王今达，李志军，李银平. 从"三证三法"辨证论治脓毒症 [J]. 中国危重病急救医学，2006，18（11）：643-644.

[6]　洪中孝. 危重出血治验二则 [J]. 安徽中医学院学报，1985，4（2）：46.

[7]　郭俊田. 伏暑痢治验两则 [N]. 中国中医药报，2013-08-30（004）.

飞龙夺命丹

【立方背景】

飞龙夺命丹出自清·王士雄（1808—1868）《随息居重订霍乱论·药方篇》，原文记载：主治痧胀痛，霍乱转筋，厥冷脉伏，神昏危急之证，及受温暑瘴疫，秽恶阴晦诸邪，而眩晕痞胀，瞀乱昏狂，或卒倒身强，遗溺不语，身热瘈疭，宛如中风，或时证逆传，神迷狂谵，小儿惊痫，角弓反张，牙关紧闭诸证。

王士雄，字孟英，晚字梦隐、梦影，号潜斋，别号半痴山人。自浙江海宁迁往杭州，遂成杭州人。王氏天资聪颖，学习也很刻苦，在书斋里"足不出户庭者十年，手不释卷者永夜"（《潜斋医学丛书·序》）。道光十七年（1837），江浙一带霍乱流行，王氏目睹惨状，撰著《霍乱论》一书。同治元年（1862）夏，王氏旅居上海期间，适值霍乱猖獗，"司命者罔知所措，死者实多"，遂将原书重订，题名《随息居重订霍乱论》，对扑灭当时上海流行的霍乱起了不可磨灭的作用。王氏对于霍乱研究颇深。该书阐发前人有关理论，裒辑生平经验，对霍乱的病因、病机、辨证、防治等均有较深入的论述，其中的救急措施，方法简便，颇利于实用，为当时救治霍乱做出了重要贡献，对于今日临床拓展思路，丰富防治手段，仍有启迪作用。

【药物组成和用法】

组成：朱砂（飞）二两（74g），明雄黄（飞）、灯心炭各一两（37g），人中白（漂，煅）八钱（32g），明矾、青黛（飞）各五钱（20g），梅冰、麻黄（去节）各四钱（16g），真珠、牙皂、当门子、蓬砂各三钱（12g），西牛黄二钱（8g），杜蟾酥、火硝各一钱五分（6g），飞真金三百页。

用法：十六味，各研极细，合研匀，瓷瓶紧收，毋令泄气，以少许吹鼻取嚏，重者再用开水调服一分，小儿减半。现代口服，温水送下。

【配伍分析】

古籍未见相关分析。

作者按：元·罗谦甫云：霍乱乃暑热内伤，七神迷乱所致。阴气静则神藏，躁则消亡，非至阴之气不愈。坤为地属阴，土曰静顺，地浆作于阴地坎中，为阴中之阴，能泻阳中之阳也。愚谓得罗氏此言，治霍乱已思过半矣。清·叶桂之徒蒋式玉称其勤求古训，洵不诬也。方中梅冰（梅花冰片）、西牛黄、当门子（麝香）清热开窍，蓬砂（硼砂）、人中白、青黛、灯心炭清热泻火解毒，雄黄、蟾酥、火硝解毒逐秽涤浊，牙皂、麻黄、明矾通关开窍，朱砂、飞真金、真珠（珍珠）镇惊安神。诸药配伍，有清热泻火、逐秽解毒、开窍安神之功。临床最宜用于感受暑温疫毒、山岚瘴气而出现上述危重之证。方中矿物质药、虫类药居多，宜中病即止，不可久服。

【主治疫病】

主治暑温疫毒。本证多见于夏秋之季，由饮食不洁、感受湿热疫毒产生。临床表现多为持续高热，频繁抽风，神志昏迷，谵语，腹痛呕吐，大便黏腻或夹脓血，舌质红，苔黄腻，脉滑数。

【临床其他应用】

查阅文献，近人无使用飞龙夺命丹用于治疗流行性疾病者。推荐用于治疗中暑、急性肠胃炎、小儿高热搐搦等病症。孕妇忌用。

参考文献

[1] 施仁潮 . 王孟英《霍乱论》救急措施述略 [J]. 中国中医急症，2001，10（5）：288–289.

行军散

【立方背景】

　　行军散出自清·王士雄《随息居重订霍乱论·药方篇》。原文记载:"治霍乱痧胀,山岚瘴疠,及暑热秽恶诸邪,直干包络,头目昏晕,不少人事危急等证,并治口疮喉痛,点目去风热障翳,搐鼻辟时疫之气。"

【药物组成和用法】

　　组成:西牛黄、当门子、真珠、梅冰君、蓬砂各一钱(4g),明雄黄(飞净)八钱(32g),火硝三分(1.2g),飞金二十页。

　　用法:上八味,各研极细如粉,再合研匀,瓷瓶密收,以蜡封之,每三五分,凉开水调下。现代用散剂,冲服,1次0.3~0.9g,1日1~2次。

【配伍分析】

　　《方剂学》按:"暑月痧胀,是因感受秽浊之气所致。由于中焦气机逆乱,清浊相干,升降功能失常,故见吐泻腹痛,甚则烦闷欲绝;包络神明被蒙,则头目昏晕,不省人事。治宜开窍行气,辟秽解毒。方中麝香、冰片芳香开窍,行气辟秽,并善于止痛,这是针对主证吐泻腹痛,窍闭神昏而设,是为君药;牛黄清心解毒,用为臣药;硝石泄热破结,硼砂清热解毒,雄黄用量独重,辟秽解毒,珍珠重镇安神，以上俱为佐药。从本方组成分析，亦属清热开窍为主，配伍辟秽、解毒、安神，以加强清热开窍的功效。"

作者按：暑为阳邪，其性升散，易扰清窍；暑性升散，伤津耗气，易致口渴喜饮、汗出不止、疲乏无力等症；暑多夹湿，四肢乏力，甚则霍乱吐泻；严重者则出现神昏谵语，猝然昏扑等危重之症。故本方以麝香、冰片芳香开窍，行气辟秽；牛黄清心解毒；硝石泄热破结，硼砂清热解毒；雄黄辟秽解毒，珍珠重镇安神，共奏开窍、辟秽、解毒之功。由此可见，本方功在开窍、辟秽、解毒，故多用于感受山岚瘴气而引起的瘴疾，以及中暑、痧胀。

【主治疫病】

主治霍乱痧胀，山岚瘴病。多指夏伤暑晕，腹痛吐泻。夏月气候炎热，易发暑邪，侵犯三阳经，伤津耗气引起恶热、口渴、疲乏、汗出，甚则出现口渴气急，昏扑谵语等。

现代临床用于治疗痢疾等传染性疾病。症见大便次数增多，腹痛，里急后重，痢下赤白黏冻，舌红，苔黄腻。证属湿热郁滞，传导失司。

【临床其他应用】

据文献报道，可应用于热射病。症见行为异常或癫痫发作，继而出现谵妄、昏迷和瞳孔对称缩小，严重者可出现低血压、休克、心律失常和心力衰竭、肺水肿和脑水肿等症。研究表明行军散治疗热射病具有良好的疗效，可能是通过保护肠屏障、减轻肠黏膜透性，具体机制可能与拮抗内毒素及炎症因子，减轻过氧化损伤有关。

【扩展阅读】

　　本方又名武侯行军散，载《感证辑要·卷四》。建兴三年，诸葛亮亲征孟获，"时值五月，天气炎热，南方之地，分外炎酷，军马衣甲，皆穿不得"，"忽报蜀中差马岱解暑药亦粮米到。孔明令入。马岱毕，一面将米药分派四寨"。相传这暑药正是诸葛亮亲自配制的"诸葛行军散"。诸葛行军散能避暑避瘟，保证军士在炎热的天气里仍能战胜瘴气疫疠，勇猛地战斗。因为诸葛亮曾封为武乡侯，死后谥号"忠武侯"，故诸葛行军散又名"武侯行军散"。

参考文献

[1]　盛燮苏，凌熙之.隔药（诸葛行军散）灸神阙穴治疗泄泻、痢疾经验[J].江苏中医，1963，（12）：15-16.

[2]　张玉立."加减行军散"对热射病大鼠模型肠屏障保护作用的实验研究[D].济南：山东中医药大学，2018.

[3]　张晨晨.加减行军散对热射病大鼠模型胃黏膜损伤治疗作用的实验研究[D].济南：山东中医药大学，2018.

黄芩定乱汤

【立方背景】

    黄芩定乱汤出自清·王士雄《随息居重订霍乱论》。《随息居重订霍乱论·卷下·医案篇第三·梦影》曰:"五月初三日,余抵上洋,霍乱转筋,已流行成疫。居镇海周君采山家,不谒一客,借以藏拙,且杜酬应之劳也。初八日,绍武近族稼书家,有南浔二客,同患此证。一韩姓,须臾而死,一纪运翔,年十七,势亦垂危。采山强拉余往视曰:岂可见死而不救哉?然已手面皆黑,目陷睛窜,厥逆音嘶,脉伏无溺,舌紫苔腻,大渴汗淋,神情瞀乱,危象毕呈。时未交芒种,暑湿之令未行,仍是冬寒内伏,春令过冷,入夏犹凉,气机郁遏不宣,故欲变温病者,皆转为此证。与伏暑为患者,殊途同归。但不腹痛耳,以寒邪化热,究与暑湿较异也。亟令刺曲池、委中,出血如墨。方以黄芩为君,臣以栀、豉、连、茹、苡、半。佐以蚕矢、芦根、丝瓜络,少加吴萸为使。阴阳水煎,候温徐徐服之,遂不吐。次日,脉稍起。"

    "又两剂,黑色稍淡,肘膝稍和,反加睛赤烦躁,是伏邪将从外泄也。去吴萸、蚕矢,加连翘、益母草、滑石,而斑发遍身,苔始渐化,肢温得寐,小溲亦行,随与清搜化毒之药,多剂而瘥。采山因嘱余详述病因治法,刊印传布,名其方曰黄芩定乱汤。嗣治多人,悉以此法增损获效。"因此，此方可以作为霍乱辨证为湿热证之通治方。

《古今名医临证金鉴·腹泻痢疾卷》："黄芩定乱汤主治湿热之邪壅遏中焦，病热暴急，吐泻交作。当见泻下臭秽、头痛烦渴、小便短赤、舌红苔黄等症，方用王孟英氏黄芩定乱汤清热泻火，化浊辟秽。黄芩一两，焦山栀五钱，蚕沙一两，豆豉三钱，半夏三钱，橘红二钱，蒲公英一两，鲜竹茹一两，黄连三钱。二诊：大瘥。黄芩定乱汤全方再服一帖可也。"

《随息居重订霍乱论·卷下·药方篇第四·方剂》述本方主治为"治温病转为霍乱，腹不痛、而肢冷脉伏，或肢不冷而口渴苔黄"。

【药物组成和用法】

组成：黄芩（酒炒）、焦栀子、香豉（炒）各一钱五分（6g），原蚕沙三钱（12g），制半夏、橘红（盐水炒）各一钱（4g），蒲公英四钱（16g），鲜竹茹二钱（8g），川连（姜汁炒）六分（2g），陈吴萸（泡淡）一分（0.4g）。

用法：阴阳水（作者按：冷热水各一半）二盏，煎一盏，候温徐服。转筋者，加生苡仁八钱（32g），丝瓜络三钱（12g）。溺行者，用木瓜三钱（12g）。湿盛者，加连翘、茵陈各三钱（12g）。现代用水煎服，或颗粒冲服。

【配伍分析】

古籍未见相关分析。

作者按：黄芩定乱汤属于王氏关于霍乱之湿热证的代表方。王氏治疗霍乱无论寒证热证均重视脾胃，认为脾胃镇中枢而主升清降浊，贵乎升降有度。其用药组方，尤重斡旋枢机气化，善用轻清流动之品。方中重用黄芩为君，清中上焦湿热，王士雄《随息居重订霍乱论·药性》中记载："蚕沙，诸霍乱之主药也。黄芩，温病转霍乱之主药，凡吐下而热邪痞结上焦，胸次不舒者，并可与黄连、半夏同用。黄连，霍乱误服热药之主药也。栀、豉（《伤寒》栀子豉汤），秽浊霍乱之主药也。蒲公英，霍乱而血分热炽之主药也。竹茹，霍乱呕哕之主药也。吴茱萸，霍乱因内寒之主药也。"方中含有小柴胡汤之半夏、黄连、黄芩以和解少阳半表半里之证；栀子豉汤之栀、豉以清热除烦、宣发郁热，配以蒲公英清热解毒；二陈汤之半夏、橘红以燥湿化痰、和胃行气，配以竹茹、蚕沙可清热化痰、化浊止呕。茱萸即可散寒止痛、温中燥湿，又可防诸药之寒凉。全方清热解毒、燥湿化浊，又配以小量温中之剂，共奏霍乱之湿热证。

【主治疫病】

霍乱，腹不痛而肢冷、脉伏；或肢不冷，而口渴苔黄，小水不行，神情烦躁。中医辨证为湿热证，症见呕吐或泄泻，或两者并见，排出物臭秽混浊，但腹不痛同时伴随四肢冷、脉伏但数；或者出现四肢不冷同时伴有口渴，苔黄或腻或干，小便不利或黄赤，出现神志异常，烦躁。现代医学中，霍乱属于中国法定甲类传染病，是由霍乱弧菌引起的一种急性腹泻性传染病，临床特征为剧烈腹泻、呕吐、大量米泔样排泄物、水电解质紊乱和周围循环衰竭，严重休克者可并发急性肾功能衰竭。

【临床其他应用】

查阅文献，近人无使用黄芩定乱汤用于治疗流行性疾病者。湿热疫、霍乱或其他瘟疫属湿热中阻型，可参考应用此方，灵活加减。

参考文献

[1]　长青.王士雄[J].山西中医，1992，8（4）：31.

[2]　王士雄.随息居重订霍乱论[M].北京：人民卫生出版社，1993.

[3]　单书健，陈子华，石志超.古今名医临证金鉴[M].北京：中国中医药出版，2011.

神犀丹

【立方背景】

　　神犀丹出自清·王士雄《温热经纬》。王氏祖上三世业医，自幼耳濡目染，遂立志习医，尤长于温病论治。王氏生活于疫疠流行之年，其撰写《温热经纬》的目的是深感轩岐仲景以后之学者，"或以伤寒为温病，或以温病为伤寒，或并疫于风温，或并风温于疫，或不知有伏气为温病，或不知有外感之温，甚至并'暑'二字不识，良可慨已"，于是"以轩岐仲景之文为经，叶薛诸家之辩为纬，纂为《温热经纬》五卷"。据史书记载，王氏治疗疫病，最善用神犀丹，尤当暑疫流行之年，广为施用，可解生民之厄难。史实曰：孟英之时，疫病流行，经其治愈者不计其数，有欲施药者向王氏索方。孟英曰："余不敢师心自用，考古惟叶桂甘露消毒丹、神犀丹二方，为湿温暑疫最妥之药。一治气分，一治营分，规模已具，即有兼证，尚可通融。"神犀丹作为该书治疫的重点方剂之一，对于现代疫病的治疗仍有重要的借鉴和临床参考价值。

【药物组成和用法】

　　组成：乌犀角尖（现以水牛角代）六两（222g），石菖蒲六两（222g），黄芩六两（222g），生地一斤（600g），银花一斤（600g），金汁十两（370g），连翘十两（370g），板蓝根九两（333g），玄参七两

189

（259g），香豆豉八两（296g），花粉四两（148g），紫草四两（148g）。

用法：制为丸，每重三钱，凉开水化服，日服二丸，小儿减半。各生晒研细，以水牛角、地黄汁、金汁和捣为丸，每重（3g），凉开水化服，日二次，小儿减半。如无粪清，可加人中黄四两，研入。现代可做丸剂，温水送服。

【配伍分析】

古籍未见相关分析。

作者按：暑温或暑湿病邪侵袭机体，当以祛湿清热，凉血解毒为要。犀角（现以水牛角代），性升而善散，擅治伤寒热毒闭表，烦热昏闷而汗不得解者。金银花自古被誉为清热解毒的良药，甘寒清热而不伤胃，芳香透达又可祛邪，还善清解血毒。生地黄，甘苦大寒，专入心肝肾，兼入小肠，力专清热，而养阴生津，三药共为君药以清热凉血。配以紫草、板蓝根、金汁增犀角（现以水牛角代）之凉血解毒，以连翘、黄芩增金银花之清热泻火之力，以玄参、花粉增生地黄之养阴生津之力，共为臣药。菖蒲芳香开窍，豆豉宜泄透邪，以为佐。诸药合用，力专清热、凉血、养阴，可奏清营开窍，凉血解毒之功。主要用于治疗温热、暑疫之邪进入营血，热毒深重，耗液伤阴之证。唯祛湿之力弱，临症时当辨证热、湿之轻重，谨识药证，灵活加减用之。

【主治疫病】

现代临床用于传染性非典型肺炎、流行性脑脊髓膜炎、流行性乙型脑炎、传染性肝炎、麻疹肺炎等属邪热壅肺者。

1.暑温、暑湿疫。相当于西医的流行性乙型脑炎。是因感受暑温或暑湿病邪伏发于秋冬季节的急性外感热病。以发病急骤，病情深重，病势缠绵为特征，本病起病即有高热、心烦、口渴、脘痞、苔腻的特点。

2.传染性非典型肺炎。症见身体灼热，神昏谵语，汗多气短，或汗出淋漓，或暴喘，脉微细欲绝。证属内闭喘脱型。

3.流行性脑脊髓膜炎。症见突然高热、剧烈头痛、反复呕吐、神昏谵语、皮肤黏膜出现瘀点、瘀斑，脑膜刺激征为主要表现。证属邪毒内闭型。临床治疗显示，通过中西医共同配合，能提高疗效，使患者病情逐渐恢复，最终痊愈。

4.传染性肝炎。症见发热、畏寒、恶心、呕吐、全身乏力、食欲下降、舌苔黄，边尖质红，脉象弦等急性肝炎的症状。证属湿热伤营。根据临床实践，中医对危重传染性肝炎（包括急性肝坏死、亚急性肝坏死、坏死后性肝硬化）的辨证和治疗，均显示出良好疗效。

5.麻疹肺炎。症见出疹期间咳嗽声如犬吠，音哑，呼吸时，喉中声如拽锯，甚则吸气时胸骨上有凹陷。面赤，目赤多眵，唇肿干裂出血，口腔溃疡，咽红蛾肿，发热，烦躁，舌红或淡红，脉数有力。证属邪热上壅型。根据病情，辨证施治，临床疗效确切，值得推广。

6.其他传染性疾病。研究发现，神犀丹可用于治疗、伤寒、副伤寒、手足口病、斑疹伤寒、流行性出血热等流行性疾病。

【临床其他应用】

临床对治疗银屑病、痛风、红斑类皮肤病、重症肝炎肝性昏迷、小儿发烧有一定疗效。

参考文献

[1] 吴银根.中医药防治传染性非典型肺炎大有作为[J].第二军医大学学报，2003，24（6）：585-587.

[2] 仙游县协和医院，福建省中医研究所流行性脑脊髓膜炎治疗研究小组.流行性脑膜炎兼华佛氏综合征[J].福建中医药，1960，（5）：27-29.

[3] 赵琨.中医治疗乙型脑炎四例病案[J].上海中医药杂志，1959，（6）：17-20.

[4] 潘澄濂.危重传染性肝炎辨证论治的探讨[J].中医杂志，1963，4（12）：1-4.

[5] 上海曙光医院中医儿科.42例麻疹肺炎的临床讨论[J].中医杂志，1966，7（3）：19-22.

[6] 崔文成，张敏青，崔正昱，等.凉血解毒透表法治疗银屑病验案1则[J].上海中医药杂志，2013，47（12）：31-32.

[7] 于为国，陈乃光.神犀丹为主治疗痛风102例[J].陕西中医，1997，（11）：499.

[8] 周语平.温病神犀丹治疗红斑类皮肤病的体会[J].甘肃中医学院学报，1996，13（4）：44-46.

[9] 俞伯阳.重症肝炎肝性昏迷治验举隅[J].中医杂志，1993，（8）：467-468.

[10] 谢务栋.神犀丹治疗小儿发烧[J].河北中医，1986，8（2）：19.

[11] 孙宝楚.治疗麻疹的一些体会[J].江苏中医，1966，2（4）：21-22.

栀豉合凉膈方

【立方背景】

　　栀豉合凉膈方出自清·叶桂《临证指南医案·卷五·风温》。叶桂，江苏吴县人，生于康熙五年，卒于乾隆十年，这个时期虽然国富民强，但发生了多次大疫，病死无数，叶桂最擅长治疗时疫和痧痘等症，是温病学的奠基人之一，开创了治疗温病的新途径，首创卫气营血辨证体系，为温病学说的发展做出了巨大贡献。叶桂在吸收了喻嘉言、吴有性治疫精粹的基础上，提出了"疫邪不与伤寒同例，法当芳香辟邪，参以解毒，必得不为湿秽蒙蔽，可免痉厥之害"的独到见解，其治疫有丰富的经验。栀豉合凉膈方就是专治风温的代表方剂，也是治疗冬春季疫病的常用方剂。原文记载："风温入肺，肺气不通，热渐内郁，如舌苔，头胀咳嗽，发疹，心中懊恼，脘中痞满，犹是气不舒展，邪欲结痹，宿有痰饮，不欲饮水，议栀豉合凉膈方法。"

【药物组成和用法】

　　组成：山栀皮、豆豉、杏仁、黄芩、瓜蒌皮、枳实汁（原文中无剂量及煎服法记载）。

　　用法：水煎服，或颗粒冲服。

【配伍分析】

　　古籍未见相关分析。

作者按:《临证指南医案·卷五·风温》认为:"风为天之阳气,温乃化热之邪,两阳相灼,先伤上焦"。所以方中用善清上焦之火的黄芩和质清入上焦的山栀皮,清肺之邪热;此外,栀子能通泻三焦,泻心火而除烦,栀子、淡豆豉,二药相合,构成栀子豉汤,共奏清热除烦之功,其中,栀子降中有宣,淡豆豉宣中有降,相辅相成。瓜蒌皮清肺热、化痰涎,又擅宽胸中郁结之气。枳实汁,由枳实熬制而成,擅长宽中理气,能解中焦之气滞,《药性赋》中云"宽中下气,枳壳缓,而枳实速也"。杏仁,味苦降泄,利肺平喘止咳,质润多脂,善润肠通便,《珍珠囊药性赋》云其可"除肺热,治上焦风燥,利胸膈气逆,润大肠气秘"。诸药合用,功擅清上焦郁热,畅胸脘气机。方中应用山栀皮、瓜蒌皮、枳实汁,充分体现了叶氏用药轻灵的特点。

【主治疫病】

主治由外感风热病邪,热郁于内,气机不畅而引起的以发热、咳嗽、心烦、痞满、口渴为主症的疫病。

【临床其他应用】

查阅文献,近人无使用栀豉合凉膈方用于治疗流行性疾病者。推荐本方应用于温热疫、温病气分证,流行型感冒(证属肺热内盛者)。

参考文献

[1]　高学敏.中药学[M].北京:中国中医药出版社,2007.

治疫清凉散

【立方背景】

治疫清凉散出自清·程钟龄《医学心悟·卷三·疫疠》。程钟龄为新安歙县城邑人，现今安徽省黄山市。程氏在论疫中提及"时疫之症，来路两条，去路三条，治法五条，尽矣。何谓来路两条？疫有在天者，有在人者。非其时而有其气……病气、秽气相传染，其气息俱从口鼻而入"，本方正是治其"两路之邪"。

【药物组成和用法】

组成：秦艽、赤芍、知母、贝母、连翘各一钱（4g），荷叶七分（3g），丹参五钱（20g），柴胡一钱五分（6g），人中黄两钱（8g）。

用法：水煎服。如伤食胸满，加麦芽、山楂、萝卜子、陈皮；胁下痞，加鳖甲、枳壳；昏愦，谵语，加黄连；热甚大渴，能消水者，加石膏、天花粉、人参；便闭不通，腹中胀痛者，加大黄下之；虚人自汗多，倍加人参；津液枯少，更加麦冬、生地；若时行寒疫，不可轻用凉药，宜斟。现代用散剂，温水调服。

附：人中黄性寒凉，味甘、咸，归心、胃经，主要具有泻火解毒、清热凉血的作用，现收载于《中华本草》哺乳类。是由甘草粉末装入竹筒，密闭后置于粪坑中浸渍一段时间后的制成品；其炮制方法的记载较早现于《丹溪心法》，曰："人中黄，以竹筒入甘草末于内，竹木塞两头，冬月浸粪缸中，立春取出悬风处阴干，破竹取草，晒干用。"

【配伍分析】

原书按："其清凉散内，人中黄一味，乃退热之要药，解秽之灵丹，医家缺而不备，安能取效？""邪客上焦，乃清虚之所，故用芳香以解之。邪客中、下二焦，乃浊阴之所，疫毒至此，结而为秽，则非芳香所能解，必须以秽攻秽而秽气始除，此人中黄之用。"

清·汪汝磷《证因方论集要》按："人中黄甘寒入胃，能解五脏实热。柴胡、秦艽撤寒热邪气。知母、贝母存津液，以杜劫灼。丹参、赤芍和营。连翘泻火。荷叶升发胃气。"

作者按：清·叶桂《温热论》认为"在卫，汗之可也，到气才可清气，入营犹可透热转气，入血就恐耗血动血，直须凉血散血。"温热病之治一曰透邪，解表透营之谓，给邪以出路；二曰保命，清热凉血之谓，保得一分津液便有一分生机。本方集透营、凉血于一体，故名治疫清凉散。其中人中黄性寒，清瘟疫，止热狂为君药，柴胡解表退热与其共为君药，解表清里。知母性寒，清热除烦且能生津润燥，秦艽清虚热，赤芍凉血破血，连翘入心肺二经，除心经邪热所致神昏谵语，《本草经集注》记载贝母"治腹中之结实"，荷叶可助柴胡引升少阳清气。且热病常损耗津液，灼伤脉络，丹参入心经，既可清热凉血，又可除烦安神，血行而不留瘀。诸药合用具有解表、清热解毒、活血之功效，对温热疫毒所致热病表里同病者适宜。

【主治疫病】

主治"疫疠之邪归并于里，腹胀满闷，谵语发狂，唇焦口渴者"。相当于以口干舌燥、腹胀、神识不清、谵语抽搐、大便不通为临床特点的一类热性传染性疾病。

【临床其他应用】

查阅文献，近人无使用治疫清凉散用于治疗流行性疾病者。根据组方配伍及原文分析，适合治疗热毒疫，温病热入气分、营分，推荐可应用于流行性脑脊髓膜炎败血症期、脑膜炎期的治疗，症见高热，头痛，精神萎靡或烦躁不安，皮肤黏膜出血点，伴或不伴呕吐、抽搐、查体脑膜刺激征症状；舌红苔黄，脉数有力等属热毒炽盛者。

参考文献

[1] 宋正海.中国古代重大自然灾害和异常年表总集 [M].广东：广东教育出版社，1992.

[2] 《中华本草》编委会.中华本草 [M].上海：上海科学技术出版社，1999.

[3] 王胜超，张振凌，刘艳，等.人中黄炮制前后 6 种化学成分的含量变化及其质量评价 [J].中国实验方剂学杂志，2017，23（9）：11-16.

近现代疫病防治方

　　清末民国以降，西学东渐，中医受到严峻挑战，几次面临危机。随着西医学在中国的发展，在辨病上渐以西医学疾病为主，且伴随各种特效抗菌药及免疫制剂的不断发现，西医治疗传染病取得长足发展。但中医受历史条件的局限，并没有微生物学，因此中医治疗传染性疾病颇受争议。1955 年石家庄运用中医药治疗流行性乙型脑炎，取得满意疗效，并在全国推广，称为"石家庄经验"，这充分证明中医药在治疗传染性疾病中仍具有特色。但仅在一年后的北京，同样的流行性乙型脑炎，应用"石家庄经验"并没有那么有效，而在改用宣解湿热，芳香开窍法后取得了满意疗效，这提示我们虽然西医疾病为同种疾病，但不能被其迷惑，应当坚持中医思维，以指导治疗。此后在 2003 年的"非典"疫情中，中医亦有不俗的表现，具有退烧效果明显，作用持续稳定；有效改善主要临床症状；改善机体缺氧状况，保护脏器功能；减少激素用量，避免副作用等优势。因此面对新近新冠肺炎疫情，继续发挥中医优势，对打胜防疫阻击战具有重要意义。

清解汤

【立方背景】

清解汤出自张锡纯（1860—1933）《医学衷中参西录·第五卷·治温病方》，原书载："治温病初得，头疼，周身骨节酸疼，肌肤壮热，背微恶寒无汗，脉浮滑者。"

史料记载，丁卯仲夏，国民革命军第二十四军师七旅旅长何君，身染温病。军医以香薷散、藿香正气散治之，不效。崔兰亭诊视，遵用《医学衷中参西录》清解汤，一剂而愈。时因大军过境，温病盛行，施以书中清解汤、凉解汤、寒解汤、仙露汤、从龙汤、馏水石膏饮，有呕者，兼用代赭石。本此数方，变通而用。救愈官长目兵三千余人，共用生石膏一千余斤，并无偾事。

【药物组成和用法】

组成：薄荷叶四钱（16g），蝉蜕（去足、土）三钱（18g），生石膏（捣细）六钱（24g），甘草一钱五分（6g）。

用法：水煎服，现代亦水煎服或颗粒冲服。

【配伍分析】

《医学衷中参西录》："方中薄荷叶宜用其嫩绿者，至其梗宜用于理气药中，若以之发汗，则力减半矣。若其色不绿而苍，则其力尤减。若果嫩绿之叶，方中用三钱即可。薄荷气味近于冰片，最善透窍。其力内至脏腑筋骨，外至腠理皮毛，皆能透达，故能治温病中之筋骨作疼者。若谓其气质清轻，但能发皮肤之汗，则浅之乎视薄荷矣。蝉蜕去足者，去其前之两大足也。此足甚刚硬，有开破之力。若用之退目翳消疮疡，带此足更佳。若用之发汗，则宜去之，盖不欲其于发表中，寓开破之力也。蝉蜕性微凉、味淡，原非辛散之品，而能发汗者，因其以皮达皮也。此乃发汗中之妙药，有身弱不任发表者，用之最佳。且温病恒有兼瘾疹者，蝉蜕尤善托瘾疹外出也。石膏性微寒，《神农本草经》原有明文。虽系石药，实为平和之品。且其质甚重，六钱不过一大撮耳。其凉力，不过与知母三钱等，而其清火之力则倍之，因其凉而能散也。尝观后世治温之方，至阳明腑实之时，始敢用石膏五六钱，岂能知石膏者哉！然必须生用方妥，用至一两，即足偾事。又此方所主之证，或兼背微恶寒，乃热郁于中，不能外达之征，非真恶寒也。白虎汤证中，亦恒有如此者，用石膏透达其热，则不恶寒矣。"

作者按：薄荷，最善透窍，其力内至脏腑筋骨，外至腠理皮毛，皆能透达；蝉蜕性微凉味淡，乃发汗中之妙药，二者相伍以散外束之风邪；石膏性寒，解肌清热，除烦止渴，善治热病壮热不退，热毒壅盛，发斑发疹，三药配伍其清内外之力倍增，甘草清热解毒，调和药性。诸药合用，既可清热透窍，又可防内热之发生，以治温病初起。

【主治疫病】

1.**温病初起**。温病相当于现在一般外感疾病中除风寒性质以外的急性热病，发生具有明显的季节性，大多起病急骤、传变较快，且多数具有程度不等的传染性、流行性。

2. 小儿病毒性脑膜炎。 症见急性起病，具有发烧、头痛、呕吐等临床症状，体检有意识障碍，脑膜刺激征或病理反射阳性，舌苔白腻。证属外感风温邪毒。

3. 流行性腮腺炎。 症见发热恶寒、体温超过38℃、腮部肿胀酸痛、张口咀嚼时疼痛加剧、颌下淋巴结肿大、舌边尖红，苔薄白，脉弦滑。证属外感风温疫毒，内有胃热郁结，用清解汤加减配合角孙穴点灸，疗效满意。

【临床其他应用】

据文献报道，此方可治疗小儿外感发热，80%患儿可在服药1～2剂后取效，且热退后不易反复。

参考文献

[1] 刘跃江.清解汤加味治疗小儿病毒性脑膜炎临床观察 [J].北京中医，1991，32（4）：16.

[2] 陈菊仙.加味清解汤合穴灸治疗流行性腮腺炎180例 [J].中国中医药信息杂志，2006，13（6）：71.

[3] 夏小军.清解汤治疗小儿外感发热240例 [J].河北中医，1991，13（2）：5.

卫生防疫宝丹

【立方背景】

卫生防疫宝丹出自清·张锡纯《医学衷中参西录·第七卷·治霍乱方》。原文记载："治霍乱吐泻转筋，下痢腹疼，及一切痧症。平素口含化服，能防一切疠疫传染。""此药又善治头疼、牙疼（含化），心下、胁下及周身关节经络作疼，气郁、痰郁、食郁、呃逆、呕哕。醒脑养神，在上能清，在下能温，种种利益，不能悉数。"

【药物组成和用法】

组成：粉甘草（细末）十两（400g），细辛（细末）两半（60g），香白芷（细末）一两（40g），薄荷冰（细末）四钱（12g），冰片（细末）二钱（8g），朱砂（细末）三两（120g）。

用法：先将前五味和匀，用水为丸如桐子大，晾干（不宜日晒）。再用朱砂为衣，勿令余剩。装以布袋，杂以琉珠，来往撞荡，务令光滑坚实。如此日久，可不走气味。若治霍乱证，宜服八十丸，开水送服。余证宜服四五十丸。服后均宜温复取微汗。若平素含化以防疫疠，自一丸至四五丸皆可。若临证急用，不暇为丸，可制为散，每服一钱，效更速。

【配伍分析】

原书按：朱砂能解心中窜入之毒，且又重坠，善止呕吐，俾服药后不致吐出。冰片，宜用樟脑炼成者。因樟脑之性，原善振兴心脏，通活周身血脉，尤善消除毒菌。特其味稍劣，炼之为冰片，味较清馥，且经炼，而其力又易上升至脑，以清脑中之毒也。薄荷冰善解虎列拉（霍乱）之毒，西人屡发明之。且其味辛烈香窜，无窍不通，无微不至，周身之毒皆能扫除。与冰片，又同具发表之性，服之能作汗解，使内蕴之邪由汗透出。且与冰片皆性热用凉，无论症之因凉因热，投之咸宜也。粉甘草最善解毒，又能调和中宫，以止吐泻。且又能调和冰片、薄荷冰之气味，使人服之不致过于苛辣也。多细辛、白芷两味温药，整方凉热平均矣。

作者按：原书所载朱砂、冰片、薄荷、粉甘草作用及配伍详尽，仅补细辛、白芷之用。细辛，有小毒，其以气为治，且性善升，若寒邪入里，而在阴经者，以此从内托出，可散寒祛风，温肺化饮。白芷，其性极香且力厚，可祛风除湿，消肿排脓，善治一切头面诸疾，亦可止胃腹寒痛，及周身寒湿痹痛。诸药合用，芳香之力雄厚，诸窍可通，因此"醒脑养神，在上能清，在下能温"，主治之症多矣。

【主治疫病】

1. **霍乱**。霍乱是因摄入的食物或水受到霍乱弧菌污染而引起的一种急性腹泻性传染病。病发高峰期在夏季，能在数小时内造成腹泻脱水甚至死亡。

2. 痧症。 感受时令不正之气，或秽浊邪毒及饮食不洁所引起的一种季节性病证。临床上以突然头晕，头痛，脘腹胀闷绞痛，欲吐不吐，欲泻不泻，四肢挛急，甚至昏厥，唇甲青紫，或于肘窝、颈前两旁出现青紫痧筋为特征。

参考文献

[1]　张锡纯 . 重订医学衷中参西录方 [M]. 北京：人民卫生出版社，2011.

凉营清气汤

【立方背景】

凉营清气汤出自丁甘仁（1895—1926）所著《喉痧症治概要》。原文记载："专治痧麻虽布，壮热烦躁，渴欲冷饮，甚则谵语妄言，咽喉肿痛腐烂。脉洪数，舌红绛，或黑糙无津之重症。"

【药物组成和用法】

组成：犀角尖（磨，冲，现以水牛角代）五分（1.875g），鲜石斛八钱（30g），黑山栀二钱（7.5g），牡丹皮二钱（7.5g），鲜生地八钱（30g），薄荷叶八分（3g），川雅连五分（1.875g），京赤芍二钱（7.5g），京玄参三钱（11.25g），生石膏八钱（30g），生甘草八分（3g），连翘壳三钱（11.25g），鲜竹叶三十张（30片），茅芦根（去心节）各一两（37.3g），金汁一两冲服（37.3g）。

用法：水煎服，加竹沥冲服。如痰多加竹沥一两（37.3g）冲服，珠黄散每日服两分（0.75g）。

【配伍分析】

袁端红按：本方为凉营清气之剂。本方君药薄荷、水牛角，臣药鲜石斛、黑山栀、丹皮、鲜生地、川雅连、京赤芍、京玄参、生石膏、连翘壳、鲜竹叶、茅芦根、金汁，佐药生甘草。凉营清气汤中栀子、薄荷、连翘壳、川雅连、生石膏清透气分邪热；玄参、石斛、竹叶、芦根、茅根甘寒生津；水牛角、丹皮、生地、赤芍、金汁凉血解毒。本方有玉女煎、凉膈散、犀角地黄汤诸方合用之意，共奏两清气营（血）、解毒生津之效。

【主治疫病】

1. **烂喉痧**。又称丹痧、烂喉丹痧、疫痧等，是常见肺系疫病之一，因感受痧毒之邪所致，以发热、咽喉肿痛或伴腐烂、全身布有弥漫性猩红色皮疹、疹后脱屑脱皮为主要表现的疫病。本病相当于现代医学的猩红热，多见于冬春季节，多发于儿童，具有较强的传染性。可在病程中或病后并发心悸、水肿、痹证等。王菊艳取猩红热辨证为毒在气营证患儿，使用中药凉营清气汤加减联合西药干预治疗猩红热22例，收效良好。

2. **传染性单核细胞增多症**。本病多发生于儿童和青壮年，以发热、咽喉肿痛、尿黄便干、舌红苔黄、脉数有力为主症，伴有咽峡炎、扁桃体肿大化脓、淋巴结和肝脾肿大，属于中医温病中的"温毒"范畴。本病由外感风热之邪或素体阳盛，蕴生热邪，感受秽浊时毒所诱发。韩贵清等按照温病卫、气、营、血辨证，以中药方剂加减治疗传染性单核细胞增多症58例，属毒燔气营（血）之证，用凉营清气汤加减治疗，以气血两清、解毒救阴为法，疗效甚佳。

【临床其他应用】

凉营清气汤还可用于治疗感染相关性噬血细胞综合征、川崎病等具有气血两燔之证。

参考文献

[1] 许岳亭，吴承艳，梁爽，等.《喉痧症治概要》喉痧治疗思想初探 [J]. 中国中医急症，2015，24（3）：473–475.

[2] 袁端红.抗菌消炎方剂速查 [M].贵州：贵州科技出版社，2013.

[3] 王菊艳.凉营清气汤加减联合西药干预治疗猩红热临床研究 [J]. 四川中医，2015，33（6）：119–121.

[4] 韩贵清，韩俊英.传染性单核细胞增多症58例临床分析 [J]. 中医杂志，1989，（11）：30–31.

[5] 苏玲，徐磊.中西医结合治疗感染相关性噬血细胞综合征31例 [J]. 山东中医杂志，2003，（11）：680–681.

[6] 刘弼臣，宋祚民，安效先，等.川崎病的中医证治 [J]. 北京中医，1990，（4）：10–11.

解肌透痧汤

【立方背景】

解肌透痧汤出自丁甘仁所著《喉痧症治概要》。原文记载："专治痧麻初起，恶寒发热，咽喉肿痛，妨于咽饮，遍体酸痛，烦闷泛恶等症。"

【药物组成和用法】

组成：荆芥穗一钱五分（4.5g），净蝉衣八分（2.4g），嫩射干一钱（3g），生甘草五分（1.5g），粉葛根二钱（6g），熟牛蒡二钱（6g），轻马勃八分（2.4g），苦桔梗一钱（3g），前胡一钱五分（4.5g），连翘壳二钱（6g），炙僵蚕三钱（9g），淡豆豉三钱（9g），鲜竹茹二钱（6g），紫背浮萍三钱（9g）。

用法：水煎服或颗粒冲服。如呕恶甚，舌白腻，加五枢丹四分冲服。

【配伍分析】

作者按：此方主治时疫喉痧，本病传染迅速，甚有"朝发而夕死，夕发而朝亡"之说，是由冬春之时，口鼻传入肺胃，疫毒郁于内，蒸腾于肺胃气分，再加暴寒束于外，外闭内结而形成。然咽喉为肺胃之门户，邪热上熏蒸于咽喉，则咽喉疼痛，邪热外达于肌肤，则发为红痧，故治此病病初，邪郁于气分，当以透痧为主，速当汗

210

法以解表。方中荆芥穗、蝉衣利咽透疹，射干、牛蒡、马勃等兼清气分热，配以葛根解肌，遵丁老"以得畅汗为第一要义"，"重痧不重喉，痧透喉自愈"之精妙，选用清宣透之品，合为解肌透痧汤以汗清下。

【主治疫病】

主治时疫喉痧（痧麻）初起，恶寒发热，咽喉肿痛，妨于咽饮，遍体酸痛，烦闷泛恶等症。相当于现代医学的猩红热，多见于冬春季节，多发于儿童，具有较强的传染性。

【临床其他应用】

查阅文献，近人无使用解肌透痧汤用于治疗流行性疾病者。

参考文献

[1] 丁甘仁.丁甘仁医案（附喉痧症治概要）[M].上海：上海科技出版社，1960.

[2] 陈玉萍，马淑然，许剑琴.丁甘仁辨治时疫喉痧经验探析[J].环球中医药，2015，8（6）：745-746.

[3] 许岳亭，吴承艳，梁爽，等.《喉痧症治概要》喉痧治疗思想初探[J].中国中医急症，2015，24（3）：473-475.

清肺排毒汤

【来源】

　　清肺排毒汤由麻杏石甘汤、射干麻黄汤、小柴胡汤、五苓散组合而成，性味平和。2020 年 3 月 4 日，国家卫生健康委员会办公厅与国家中医药管理局办公室联合发布《关于印发新型冠状病毒感染的肺炎诊疗方案（试行第七版）的通知》（国卫办医函〔2020〕184号）推荐本方治疗新冠肺炎。

【药物组成和用法】

　　组成：麻黄 9g，炙甘草 6g，杏仁 9g，生石膏（先煎）15 ~ 30g，桂枝 9g，泽泻 9g，猪苓 9g，茯苓 15g，白术 9g，柴胡16g，黄芩 6g，姜半夏 9g，生姜 9g，紫菀 9g，冬花 9g，射干 9g，细辛 6g，山药 12g，枳实 6g，陈皮 6g，藿香 9g。

　　用法：传统中药饮片，水煎服。每天一剂，早晚两次（饭后四十分钟），温服，三剂一个疗程。如有条件，每次服完药后可加服大米汤半碗，舌干津液亏虚者可多服至一碗。（注：患者如果不发热则生石膏的用量要少，发热或壮热可加大生石膏的用量）。若症状好转而未痊愈则服用第二个疗程，若患者有特殊情况或其他基础病，第二个疗程可根据实际情况修改处方，症状消失则停药。

【配伍分析】

国医大师薛伯寿按：此方为麻黄汤、五苓散巧妙相合，既祛寒闭又利小便祛湿，其中麻黄可增五苓散祛湿，五苓散控制麻黄、桂枝发汗之峻，桂枝、甘草辛甘化阳扶正，茯苓、桂枝、白术、甘草又有健脾化饮之用；因新冠肺炎症状有胸憋气短表现，虽无明显喘，其实肺闭不宣较有喘咳更为严重，又合用射干麻黄汤及橘枳姜汤；小柴胡汤为少阳病而设，半表半里，又可通利三焦，既防疫邪入里，又调肝和胃，顾护消化功能，加藿香为芳香化湿，用石膏防郁而化热。

国医大师孙光荣按：……麻黄辛温，开宣肺气以平喘，开腠解表以散邪；石膏辛甘大寒，清泄肺热以生津，辛散解肌以透邪。二药一辛温，一辛寒；一以宣肺为主，一以清肺为主，且具透邪于外之力。遵经方之量，石膏应倍于麻黄，使本方不失为辛凉之剂。然据病人发热情况，灵活调整石膏用量……如患者不发热则生石膏的用量要小，发热或壮热可加大生石膏用量。因为麻黄得石膏，宣肺平喘而不助热；石膏得麻黄，清解肺热而不凉遏。杏仁味苦，降利肺气而平喘咳，与麻黄相配则宣降相因，与石膏相伍则清肃协同。炙甘草既能益气和中，又与石膏相合而生津止渴，更能调和于寒温宣降之间。

臣以五苓散利水渗湿，温阳化气，小柴胡汤和解清热。方中重用泽泻，以其甘淡，直达肾与膀胱，利水渗湿。用茯苓、猪苓之淡渗以增强其利水渗湿之力，用白术和茯苓健脾以运化水湿，用桂枝温阳化气以助利水，解散其表邪。方中小柴胡汤去人参、大枣、甘草，是取其柴胡苦平，轻清升散，疏邪透表，黄芩苦寒，善清少阳相火，黄芩配合柴胡，一散一清，热邪得解。用半夏、生姜和胃降逆止呕，加用枳实、陈皮以理气健脾祛湿，加用藿香以芳香化浊。

佐以射干麻黄汤下气平喘。射干苦寒，清热解毒，消痰利咽。麻黄发汗散寒以解表邪，宣发肺气而平喘咳，细辛温肺化饮，助麻黄解表祛邪，半夏燥湿化痰，和胃降逆。款冬花辛微苦温，润肺下气，止咳化痰。方中去五味子、大枣，因此疫病均多以干咳为主，而紫菀、五味子有收敛之弊，大枣能够助湿生热，故均去除。

方中加入山药、枳实、陈皮、藿香，俱为围绕中州脾胃所设，山药虽能益气，但非大补之药，既无助邪之虞，又合顾护胃气之旨，同时防范祛邪药辛散苦寒伤正；枳实宽中下气，暗合吴有性达原饮之溃邪下达之意；陈皮、藿香共奏理气、醒脾、化痰之效。

综上可见，全方是四个经方组合而成的全新复方，辛温又辛凉，甘淡又芳香，多法齐下，共同针对寒、热、湿、毒、虚诸邪，共奏宣肺止咳、清热化湿、解毒祛邪之功效。全方重点在疏不在堵！突显给邪气以出路，而不是围堵、对抗、棒杀毒邪，使得毒热之邪从肺卫宣泄而去，湿毒之邪从小便化解而去，故名之曰清肺排毒汤。

【主治疫病】

新冠肺炎。新冠肺炎是由新型冠状病毒感染引起的急性呼吸道传染病。以发热、乏力、干咳为主要表现，鼻塞、流涕等上呼吸道症状少见，会出现缺氧低氧状态。约半数患者多在一周后出现呼吸困难，严重者快速进展为急性呼吸窘迫综合征、脓毒症休克、难以纠正的代谢性酸中毒和出凝血功能障碍。值得注意的是，重症、危重症患者病程中可为中低热，甚至无明显发热。此方适用于新冠肺炎轻型、普通型、重型患者，在危重型患者救治中可结合患者实际情况合理使用。

2020年2月17日国务院联防联控机制新闻发布会上国家中医药管理局科技司司长李昱介绍，截至2月17日，已经有10个省份57个定点医疗机构的701例使用清肺排毒汤的确诊病例纳入观察，其中有130例治愈出院，51例症状消失，268例症状改善，212例症状平稳没有加重。对有详细病例信息的351例病例分析统计，在服用清肺排毒汤之前，有112例体温超过37.3℃，服药一天以后有51.8%的患者体温恢复正常；服药六天后，有94.6%的患者体温恢复正常；有214例患者伴有咳嗽症状，服药1天以后，46.7%的患者咳嗽症状消失；服用6天以后80.6%的患者咳嗽症状消失。同时对其他症状，如乏力、纳差、咽痛等也有明显的疗效。在这351例患者中，所有的轻型、普通型患者没有一例转为重型或者危重型；22例重症患者中有3例治愈出院，8例转为普通型；共有46例治愈出院。

该方也可用于普通感冒和流行性感冒，证属寒湿疫引起者，服药期间，应根据病情变化，调整处方。不建议作为预防方使用。

参考文献

[1] 国家卫生健康委员，国家中医药管理局.关于推荐在中西医结

合救治新型冠状病毒感染的肺炎中使用"清肺排毒汤"的通知 [EB/OL]. （2020-02-06）[2020-02-07]. http：//yzs.satcm.gov.cn/ zhengcewenjian/2020-02-07/12876.html.

[2] 国家中医药管理局.中医药有效方剂筛选研究取得阶段性进展试 点省份——临床观察显示：清肺排毒汤治疗总有效率可达90%以 上 [EB/OL]. （2020-02-06）[2020-02-06].http：// bgs.satcm.gov.cn/ gongzuodongtai/2020-02-06/12866.html.

[3] 薛伯寿，姚魁武，薛燕星.清肺排毒汤快速有效治疗新型冠状病毒肺 炎的中医理论分析 [J/OL]. （2020-02-16）[2020-02-17]. 中医杂志， 2020. http：//kns.cnki.net/kcms/detail/11.2166.R. 20200216.2004.002.html.

[4] 何清湖，刘应科，孙相如，等.中医药向新型冠状病毒肺炎亮剑—— 国家中医药管理局发布"清肺排毒汤"的意义与作用 [J/OL]. （2020- 02-21）[2020-02-25]. 中医杂志，2020.http：//kns.cnki.net/kcms/detail/ 11.2166.R.20200224.1038.008.html.

[5] 国务院联防联控机制2月17日新闻发布会 [EB/OL]. （2020-02-17） [2020-02-17].http：//www.gov.cn/xinwen/gwylflkjz18/index.html.

武汉抗疫方

【来源】

2020 年 2 月 2 日，武汉市新冠肺炎防控指挥部医疗救治组发布通知，为了充分发挥中医药在新冠肺炎防控救治中的作用，科学、规范、有效地开展中医药防治工作，结合武汉实际，国家、省、市专家组专家共同研究，对在院确诊和疑似病人的轻中症患者，推荐使用抗新冠肺炎通治方——武汉抗疫方。

【药物组成和用法】

组成：生麻黄 6g，生石膏 15g，杏仁 9g，羌活 15g，葶苈子 15g，贯众 15g，地龙 15g，徐长卿 15g，藿香 15g，佩兰 9g，苍术 15g，生白术 30g，焦三仙各 9g，厚朴 15g，焦槟榔 9g，煨草果 9g，生姜 15g。

用法：日 1 剂，水煎服，日 3 次，早中晚各一次，饭前服用。

【配伍分析】

本方以麻杏石甘汤、葶苈大枣泻肺汤、藿朴夏苓汤、神术散、达原饮等化裁而成，以开通肺气、祛湿化浊、解毒通络为主要原则进行治疗，从"态、靶、因、果"四个层面入手，寒湿既是本病之因，也是初感之态，故散寒除湿调理内环境以治"因"调"态"。药用麻黄、羌活、苍术、生姜等温药可以散寒；羌活、藿香、佩兰、苍术、茯苓、白术、厚朴、草果等药从胜湿、化湿、燥湿、利湿等多个角度祛除湿邪。治"靶"者，从体表、呼吸道、消化道黏膜入手，同时治疗各自相应的症状，如麻黄、苦杏仁、石膏以麻杏石甘汤法开肺通表，加葶苈子泻肺平喘，治疗发热、气喘等表证和呼吸道症状；厚朴、槟榔、草果以达原饮法开通膜原，祛除秽浊湿；茯苓、苍术、白术、厚朴等药以神术散法健脾祛湿；藿香、佩兰、厚朴、茯苓等药以藿朴夏苓汤法芳香化湿，治疗纳呆、恶心呕吐、腹泻、大便不爽等消化道症；疫之为病，容易疫毒内陷，损肺阻络，并出现肺纤维化之"果"，用大剂量白术、茯苓补土生金，扶固肺气，并用贯众、徐长卿解毒消炎，与地龙合用，共奏解毒活血通络之效，防止已病传变为肺痹、肺闭及肺衰之证。

加减：①恶寒发热、背痛、体痛者，加桂枝 9 ~ 30g；恶寒重、无汗、体温 39℃以上，重用麻黄 9 ~ 15g，加芦根 30 ~ 120g，生石膏 30 ~ 90g，知母 15 ~ 30g；往来寒热加柴胡 15 ~ 30g，黄芩 15 ~ 30g；乏力明显加黄芪 15 ~ 30g，人参 6 ~ 9g（若无人参，党参 9 ~ 30g）。

②咽痛加桔梗 9g，连翘 15g；干咳重加百部 15 ~ 30g，蝉蜕 9g，藏青果 9g，苏子 9g；喘憋加炙紫菀 15 ~ 30g，炙冬花 15 ~ 30g，炙杷叶 15 ~ 30g，葶苈子加至 30g；咳血加仙鹤草 30g，紫草 15g，三七粉 3g（冲服）。

③痰多色黄或咳痰不畅，加瓜蒌仁 30g，黄芩 15g，鱼腥草 30g，

连翘 30g, 板蓝根 30g。

④纳呆重, 加莱菔子 9 ~ 15g, 陈皮 15g; 呕恶重, 加半夏 9 ~ 15g, 黄连 3g, 苏叶 9g, 生姜加至 30g。

⑤腹泻, 加黄连 6 ~ 9g, 生姜加至 30g, 重用云苓至 60 ~ 90g。

⑥便秘, 加枳实 10 ~ 15g, 生大黄 6 ~ 15g。

⑦舌红或干, 加莲子心 6g, 麦冬 30 ~ 90g。

⑧舌绛红加生地 30g, 赤芍 15 ~ 30g。

⑨四肢逆冷、汗多、气促, 或神昏, 舌淡暗或紫暗, 脉细数, 加人参 9 ~ 15g, 淡附片 9 ~ 30g, 山萸肉 30 ~ 90g, 干姜 15 ~ 30g, 桃仁 9 ~ 15g, 三七 3 ~ 9g。

【主治疫病】

新冠肺炎。 临床应用时, 分期辨证论治可适用于各个治疗阶段的新冠肺炎患者。不论初期、中期、重症期及恢复期任何阶段, 其治疗总以开肺气之闭为核心, 恢复患者肺之宣肃、肌表开合以及脾胃升降运化之功能。

注意: ①老年体弱多病, 乏力明显患者, 应及早加用温阳补气、健脾除湿之品。②而重症患者, 传变迅速, 应根据病情, 随证治之。③本方亦可作为寒湿导致疫病的通治方。

参考文献

[1] 仝小林, 李修洋, 赵林华, 等 . 从 "寒湿疫" 角度探讨新型冠状病毒肺炎(COVID–19)的中医药防治策略 [J/OL].(2020–02–06)[2020–02–19].

中医杂志，2020. http：//kns.cnki.net/kcms/detail/11.2166.R.20200217.2034.006.html.

[2]   科技日报.新冠肺炎遗体解剖取得重要发现：病毒或有损免疫系统 [EB/OL]. [2020-02-25]. https：//mp.weixin.qq.com/s/H5hWO1-9pN28bLtLMlsZKg?scene=25#wechat_redirect

[3]   国家卫生健康委员会.新型冠状病毒感染的肺炎诊疗方案（试行第三版）[EB/OL]. [2020-01-23]. http：//www.nhc.gov.cn/xcs/zhengcwj/ 202001/f492c9153ea9437bb587ce2ffcbee1fa/files/39e7578d85964dbe81117736dd789d8f.pdf

附录　方剂笔画索引